季節をめぐる気功

この一年で身体が変わる

天野泰司
Amano Yasushi

春秋社

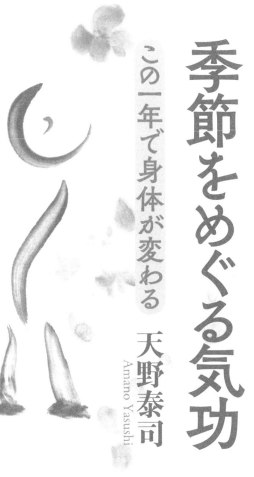

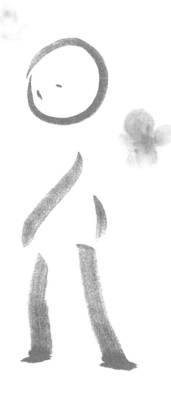

季節をめぐる気功

この一年で身体が変わる

目次

序章　さあ気功をはじめよう　1

第一章　春　25

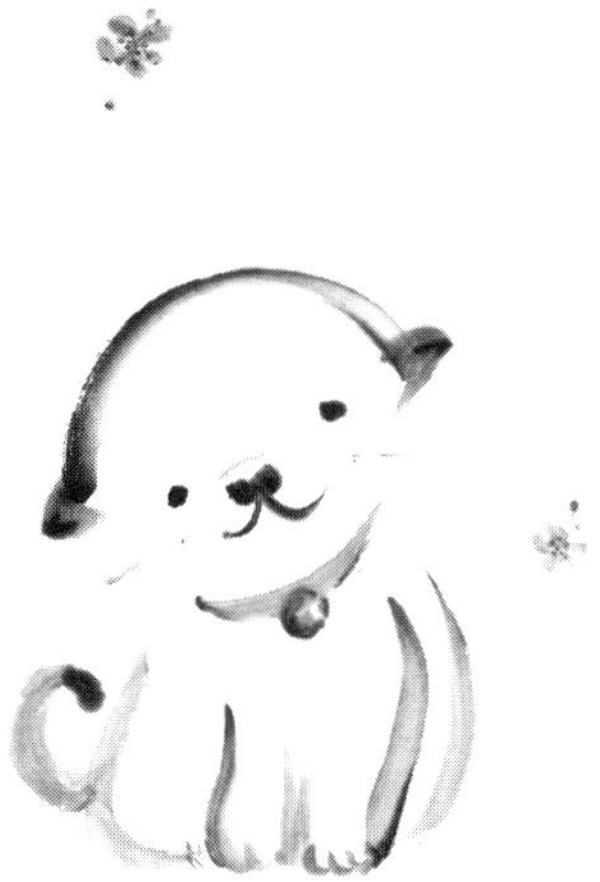

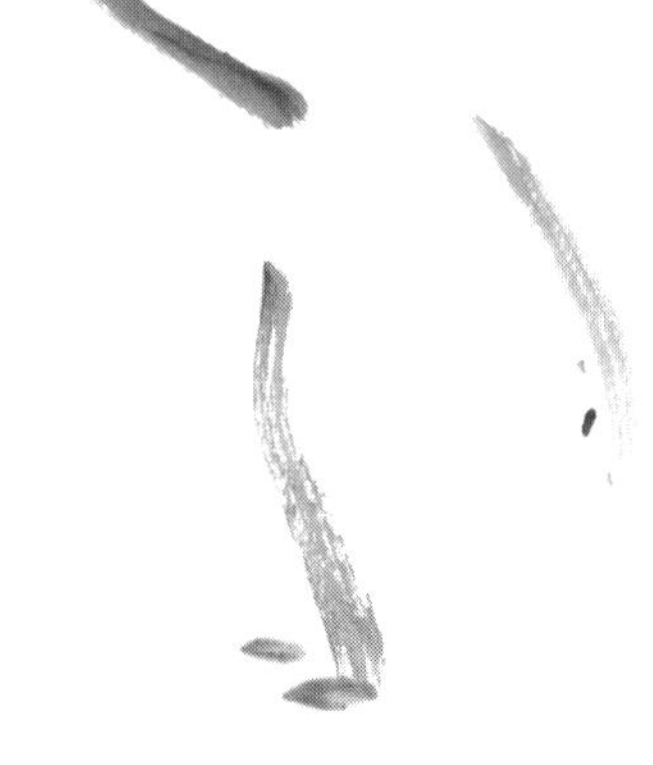

第四章　秋　103

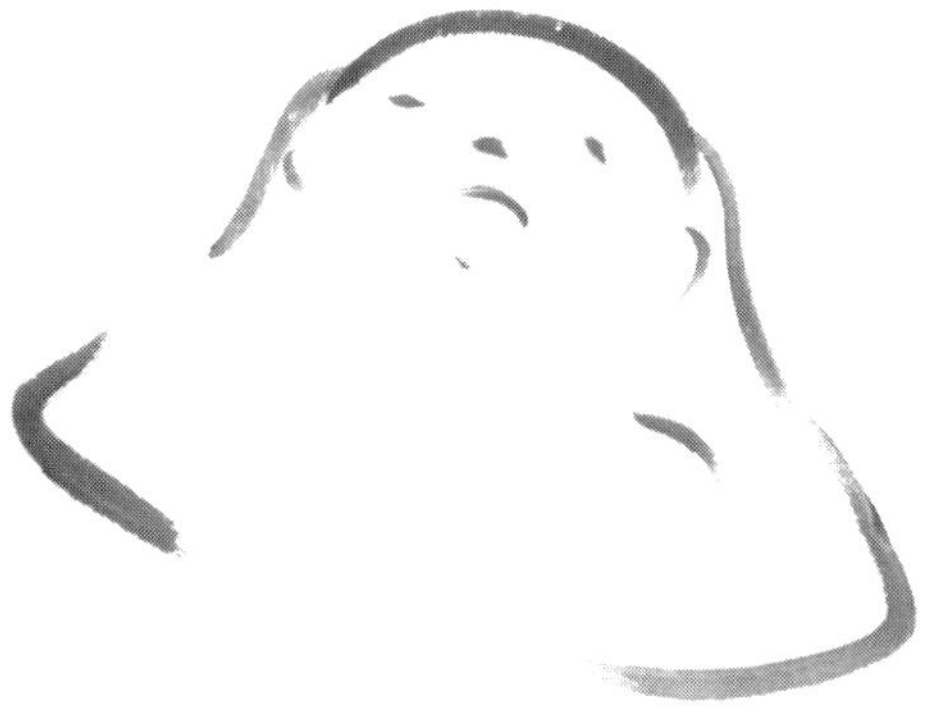

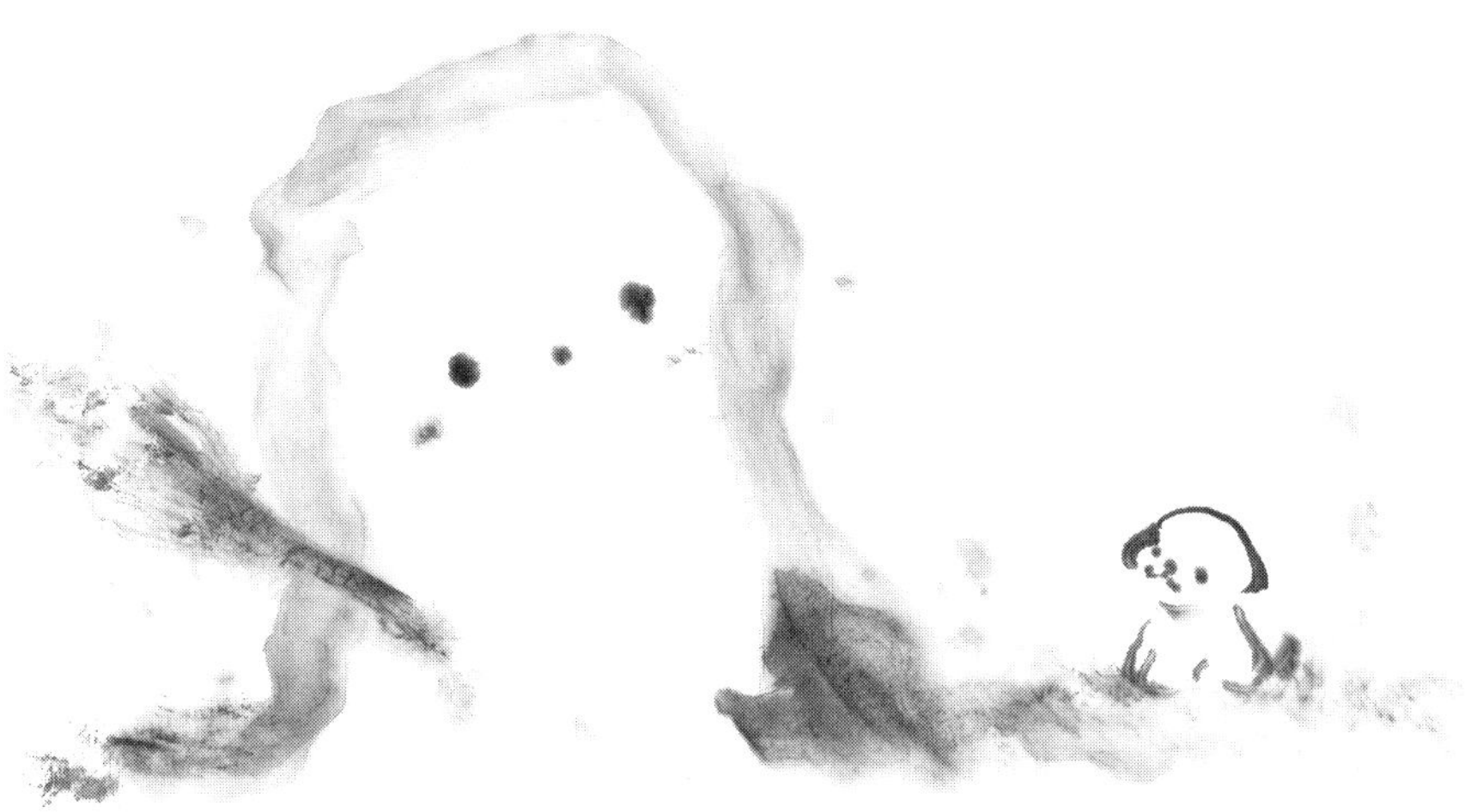

序章 さあ気功をはじめよう

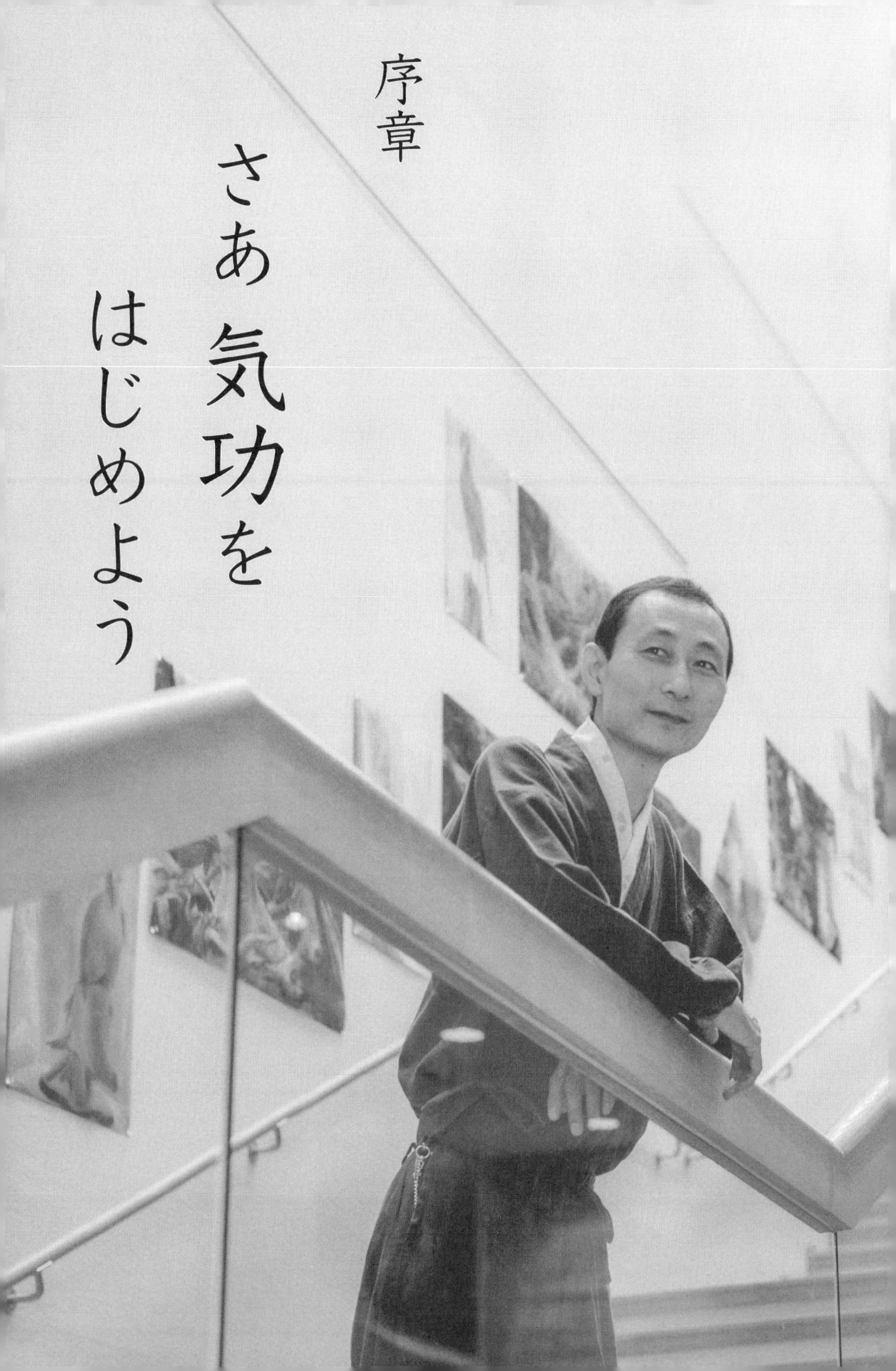

気功で自然な私に

気功で一番大切なことは、心身をゆるめること。力を抜いて、楽で自然な姿勢を探し、わずかに微笑むと、心がだんだんくつろいでいきます。

この本を持ったまま、少しゆっくり呼吸をして、ただ息の出入りを感じてみましょう。

ふーっと息を吐くと、体はさらにゆるみ、すーっと気持ちよい息が入ってきます。

そのまましばらく、呼吸を感じていきます。

わずか十呼吸ほどの間に、自然に息が深くなり、体の疲れが抜けて、心が楽になっていくのを感じていただけるでしょう。

気功は、何か特別なことをするのではなく、できるだけ何もしないで、自然に還っていくレッスンです。

心身のゆるみは、一生懸命に何かをやっている時ではなく、努力を手放した時に生じます。ですから、ただ呼吸を感じているだけで体がゆるみ、心が楽になっていくのです。その、楽で気持ちよい状態が元々の自然な心身です。それは、穏やかで心地よいだけではなく、気持ちよさが続いている中に、ふつふつと内から元気が湧いていて、とてもリラックスしているのだけれど、いつでもサッと動けるような、活発で野生的な感じが一方にあります。

気功をして、心身が自然に還っていく体験は、「頑張って何かしなきゃ」と今までやってきた様々な運動とは本質的に違うものなのです。

なんの道具も要らず、簡単にできるのも大きな特徴です。

のびやあくびをしたり、ふりこのように腕を振ったり、楽にゆらしたり、ゆっくり首をまわしたり、やさしく体をなでたり、痛むところに手をあてたり、呼吸を味わったり、にっこりして気持ちを落ち着けたり……。ふだん何気なくやっているようなことに改めて注目し、無理がなく、気持ちよいようにやっていくと、すべてが気功になるのです。

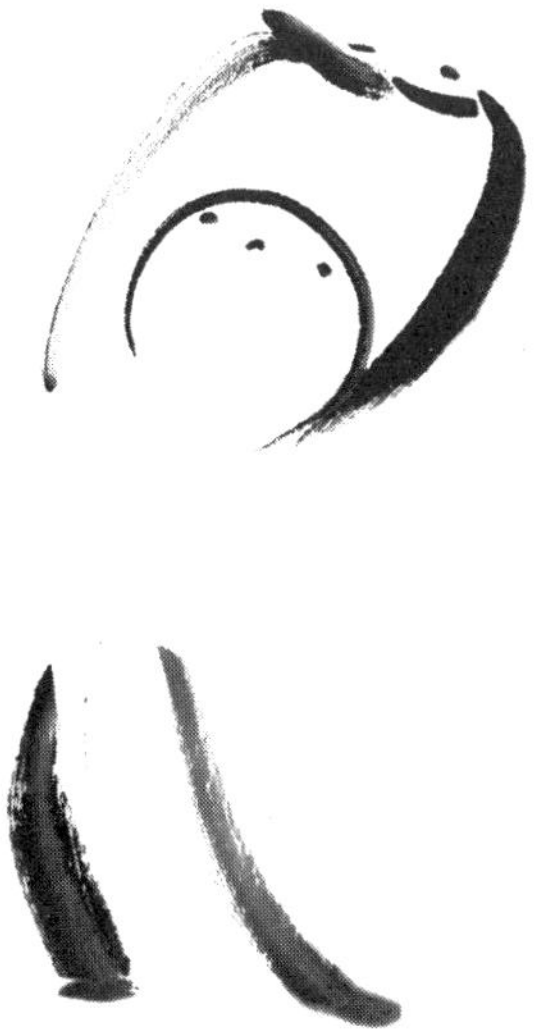

気功は、心身が自然で健やかであることを大切にしています。
自然環境を護る時は、踏み荒らしたり、採集や捕獲で生態系を乱すことができるだけ少ないよう心がけます。そのことを「ローインパクト」と言いますが、「体の自然」を護り育むためにも、この心がけがとても大切です。よいことだからと頑張ってたくさんというのは、自然を乱してかえって体を壊すこともあります。強く押したり揉むと打撲のようなダメージがあり、同じ温度や強さが続く単調な刺激も体を鈍らせてしまうので、注意が必要です。
無理して頑張るのではなく、その時に必要な最小限のこと、「体が今、心地よいと感じること」をていねいに探していくのです。

朝、目が覚めると、日の光を浴びてスイッチが入ります。でもなんだかぼーっとして動きたくない時もあります。そんな時、う～ん、と伸びをして、ふっとゆるめると、体が自然に動きだします。

夜は心身の活動がだんだんに落ち着いて、ストンと眠ってしまうものですが、いろんなことが気になって眠りにくい時もあります。そんな時は、ゆっくり首をまわしたり、足裏をていねいになでていると、頭の気が下りてすーっと眠りやすくなります。

昼間は起きて活動し、夜はぐっすり眠って疲れを抜くのが自然なリズム。その流れにそって適切に体をゆるめていくからこそ、大きな効果が現れてくるのです。

自然の流れにそって、その時々に必要な心地よい心身両面の工夫をしていくこと。それが気功です。

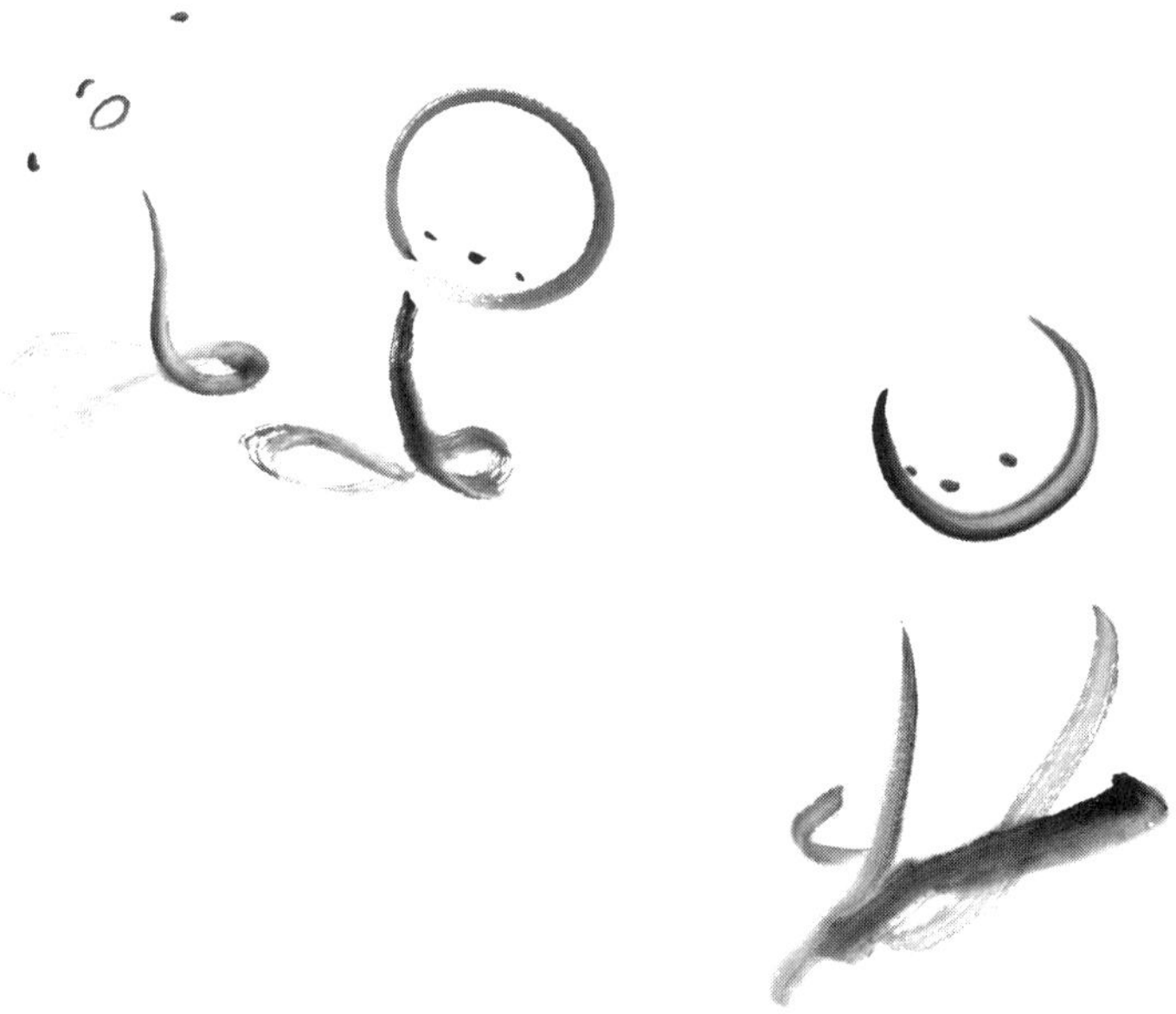

ゆるむことを学ぼう

「気」の字源は、流れる雲のかたち。流動変遷して一つにとどまることのない自然の働きを象徴しています。

生命というものは、常に一定の幅を持って波のように変化し続けています。息を吸っては吐き、食物から栄養を吸収し、不要なものを排泄し、筋肉が収縮してはゆるみ……。そうして柔軟に変化しながら、必要なものを集め、要らないものを捨てていくことで、生命は保たれています。

こうして、生命を成り立たせている精妙な働きを「気」と呼び、気の働きを盛んにして、生命力を高める習慣を「気功」と言います。

体の中が柔軟に変化していると様々な状況に対応できますが、どこかで運動がつかえて変化が滞ると、体調が乱れたり、病気とはいわないまでも、不快な症状や極端な気分の浮き沈みが生じるものです。心身のあらゆる違和感は、どこかが固定して動かないことの反映なので、体がゆるんで、滞っていたものが動き出すと、症状はさっと変わっていきます。

まず大切なのは、リラックス。

気功の簡単な動きでふわっと体がゆるむと、細かな違和感にも気づくようになり、体が異常を察知すると、回復の働きが自ずと生じます。「ゆるむ↓感じる↓自然に動く」という順序で効果は現れ、柔軟な動きが回復すると、また一段と体がゆるみ、よく感覚が働いて、自然で十全な動きが実現していきます。

力を入れて緊張するのは意志の力でできますが、心身をゆるめることは、意識でコントロールするのが難しいものです。

仕事中、肩が凝っているのに気づいても、なかなか緊張は抜けません。肩や首の緊張が続いた結果として肩が凝っているのですが、ほどこうとしてもなかなか楽にならないのは、努力してよけいに力を入れてしまうからです。

「ゆるもうとする」のも「努力して」頑張っていること。だから、ゆるみとは反対の方向へいってしまうのです。

そこで「無意識のうちにゆるんでいく」工夫が必要になります。

肩が凝っている、と気づいたら、冒頭のように、ただゆっくり出入りする呼吸を感じていきます。呼吸にそって肩が微妙に動いていますね。吸うと上がり、吐くと降りる。

そのまま、肩をぎゅーっと持ち上げてみましょう。さらにぎゅっと上げて、ストンと力を抜きます。

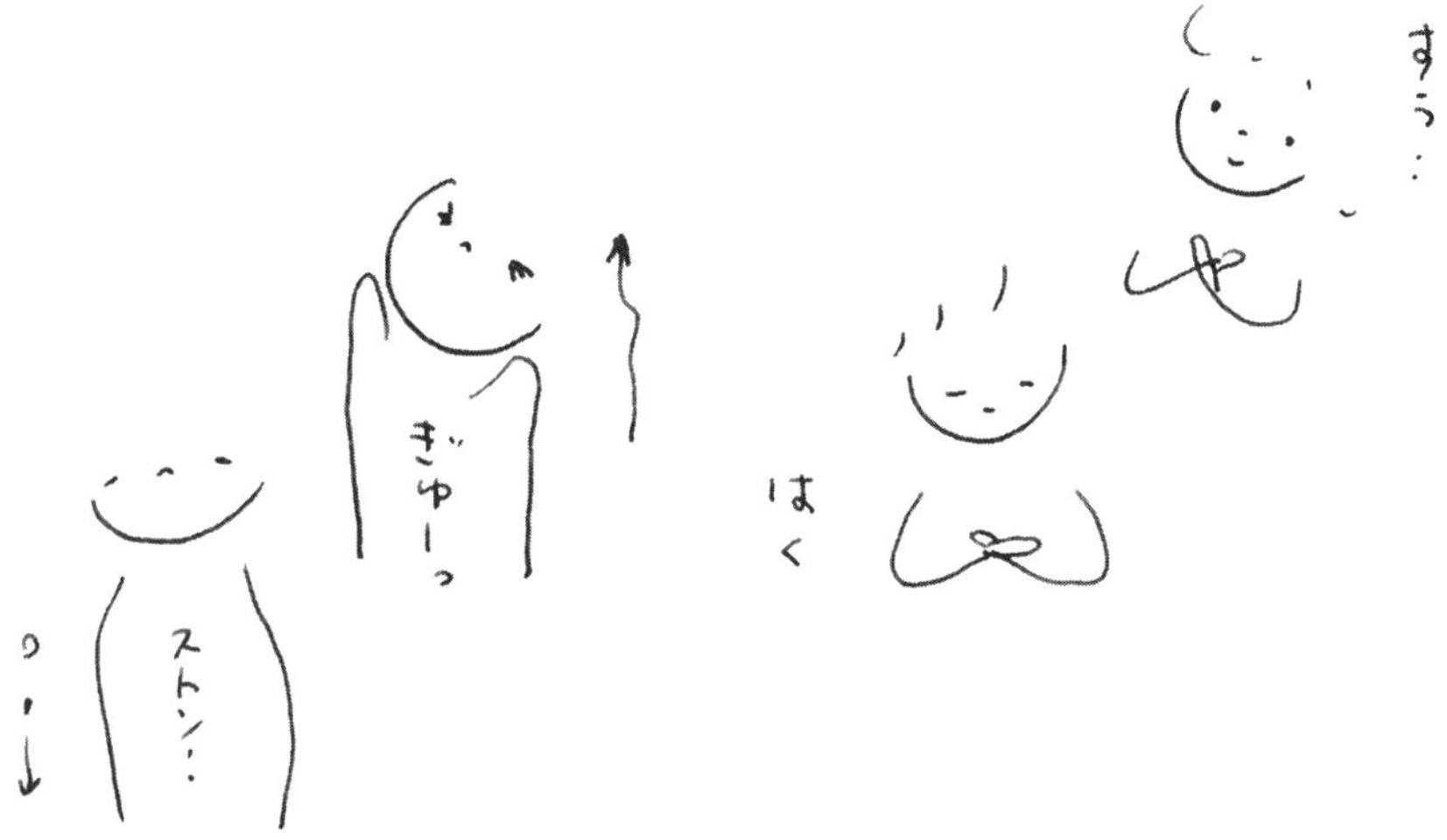

肩が楽になり、呼吸の動きが大きくなっているのを感じるでしょう。緊張がピークを越えると、自ずとゆるんで、楽になっていくことが多いものです。

気功は、意志の力では難しい「ゆるむ」ということを何気なく実現させてしまう、運動や呼吸やイメージの用い方です。

「そんな簡単なことで、効果があるのかな」と思われるかもしれません。

ゆっくりした動きを、繰り返す。ふだん気づかなかった痛みに、ふと気づく。複雑なことを考えずにできるからこそ、効果があるのです。

ふっとゆるんで、運動の停滞がなくなると、あとは自然に変化してきます。「気がつくと気分も楽になっていた」「肩こりが楽になるかと思って気功をしていたら、頭痛や生理痛がなくなり、眠りが深くなって朝の目覚めもよくなった」というように、連鎖して様々な症状が改善し、感じ方、暮らし方まで変わってくることも少なくありません。

どんな方でも、大なり小なり、心身の偏りや不具合を持っているものですが、生活の中に気功を取り入れて「ゆるむコツ」を身につけておくと、違和感にすぐ気づいて調整作用がおこり、その時々の適切な状態へと自然に導かれるようになります。ゆっくり首をまわしたり、やわらかに体をなでたり、伸びやあくびをしたり、腕を振ったり、楽にゆれる簡単な動きが、心身両面の大きな効果を生むのはそのためです。

心身が最もゆるむのは、ぐっすり眠っている時。眠りが浅かったのがすーっと眠れるようになったり、寝覚めがよくなったら心身がゆるんできた証拠。不眠や肩こりなど「緊張が抜けないために患っている症状」の改善は、気功の得意分野なのです。

自然環境と気功

気功は、「体の自然が目覚める」やさしい方法ですから、心地よく続けていると心身が自然になり、外側の自然にも自ずと目が向いていきます。

歩いていると、風になびく樹々が目に入り、ただ空を見上げ、雲の流れや星空を眺め、野鳥の鳴き声や虫の音に耳をすます……。今まで気にも留めなかった変化が、細かく感じられるようになります。

気功をして元気になるのは、心身がゆるんで、変化や異変に敏感に気づくようになるからです。

私たちの体の中には、生体内のバランスを保ちながら、健康に生きていこうとする働きがあるので、気づくと、すぐに体は変わり始めます。

鈍っていると気づかない。気づかずに頑張っていると、より固まってしまう、という悪循環から抜け出すには、体をゆるめ、正常な身体感覚が働くようにする必要があるのです。だから、「気づく」ことができれば、自然の浄化作用はもう働き始めているようなもの。そのまま自然な敏感さを保って、自分の感覚を信じ、勘に任せていくことで、いちばんよい方向へ自然に変化していきます。

そんな小さな気づきは、自然環境を護る大きな力にもなっていきます。まず環境の異変に気づかなければ、どんな対策も取ることができないのはもちろんですが、それ以上に「自分の感覚で自然の変化を感じる」ことがとても大事です。

頭でいくら、環境が大切と思っていても、体の実感がなければ、なかなか具体的な行動に結びつきません。お金を稼いで、便利にたくさん消費する、それも悪くないじゃない、ということになりがちです。

でも、どこかで体が異変を感じるとすれば、直接肌で感じたり、本的な行動につながっていきます。

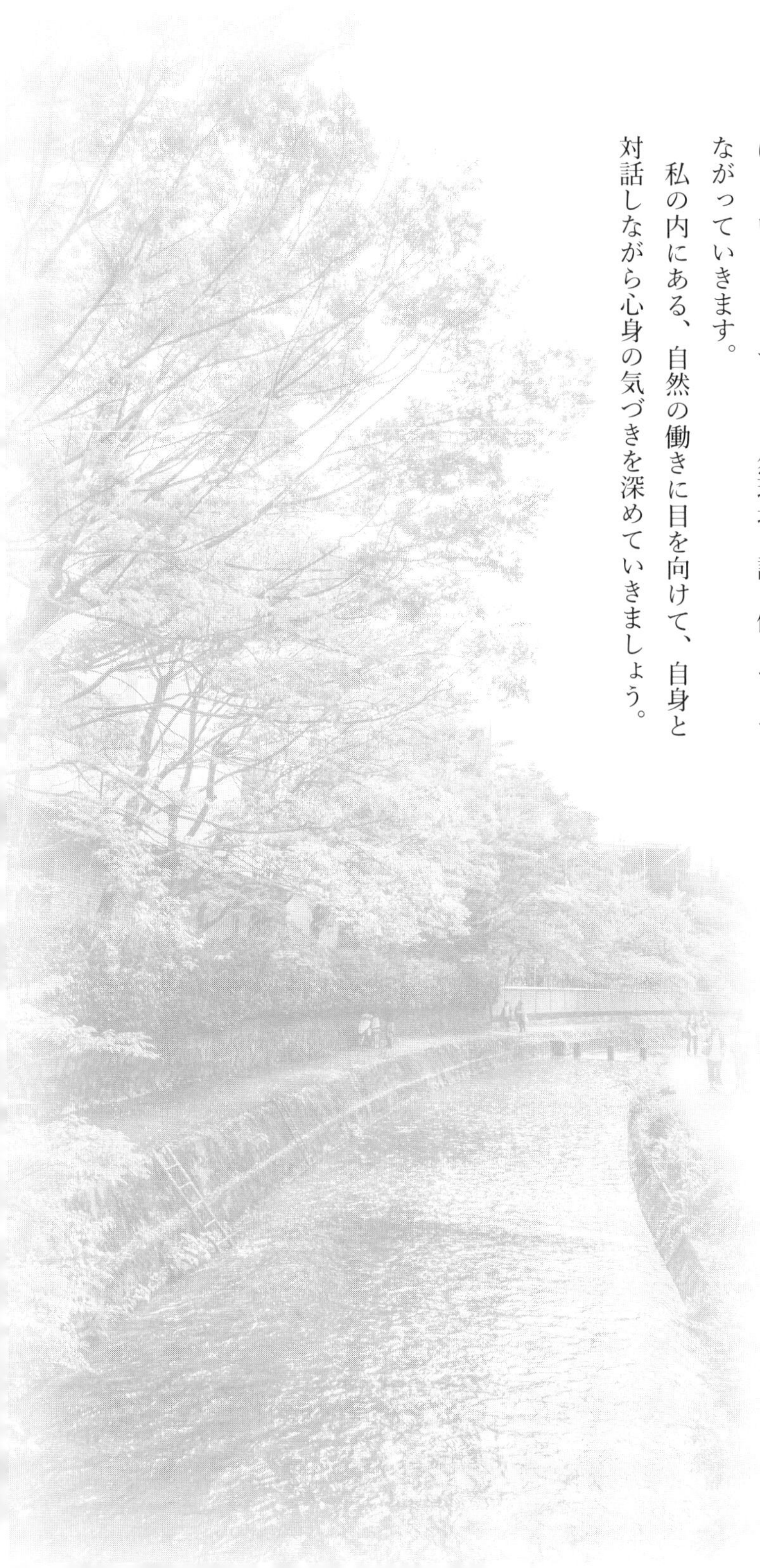

能的に察知したことには、素直に反応してさっと動き出すからです。一人でも二人でも、内にある「自然の感覚」が目を覚ませば、それはとても貴重ですばらしいこと。自ずと、自然環境を護る働きへとつながっていきます。

　私の内にある、自然の働きに目を向けて、自身と対話しながら心身の気づきを深めていきましょう。

体を巡る四季

私たちの心身は自然の影響を直接に受けていて、季節の移り変わりと同時に、私たちもまた変化していきます。

日本には四季があり、豊かな自然があります。

春になると梅や桜の花が咲き、初夏にはぐんぐん枝葉を伸ばし、夏は山の緑が眩しく、秋は枯れていく葉の彩が美しく、すっかり何もなくなったような冬にも木々はしっかり大地に根をはり、次の春の準備にいそしんでいます。

そんな外界の変化と呼応して、私たちの体にも年間のリズムがあります。

春には骨盤が開いて心が晴れやかに、初夏には体力が養われ、夏は呼吸や代謝が盛んになって活発に動き、秋はほっと落ち着いて繊細な心の美しさが際立ち、冬の間に心身の整理整頓を進めて、次の春への準備をするのです。

そして、春の花粉症や、初夏に古傷が痛んだり、夏は厳しい暑さがこたえたり、秋には腰痛や心理的な落ち込みが増え、冬は冷えや関節の痛み、風邪やインフルエンザなど、季節特有の心身の悩みや症状が起こってきます。

毎年同じ時期に辛さや不快感が起こる場合には、季節と共に移り変わる体の変化が、どこかで滞っていることが多いもの。だから、衣替えをするように、「季節ごとの体の変化」がスムーズになると、目に見えて楽になり、早く自然に経過するようになります。

春から夏は、気温が上がっていくので、体がゆるんで動かしやすく、気分が開放的になります。秋から冬は、気温が下がって、体がきゅっと緊張し、気分も内に向きがちになります。

同じ季節の間でも、気温の変化に応じてこのような体の変化が生じます。一日の間でも、急に気温が下がったり上がったりする時に、体がテキパキと緊張・弛緩を切り替えて、気分や体調も変化しますが、それを気温の変化と気づかないことが意外と多いものです。

私たちの体には、息を吸うと緊張し、吐くと弛緩する、呼吸にそった明確なリズムがあります。季節的な寒暖のリズムに対応しているのは骨盤の収縮と弛緩です。骨盤が収縮して閉じたり、弛緩して開くという大きなリズムが、季節の体調変化の元になっているのです。

骨盤の動きが心身に大きな影響を与えることを、女性の方は特に感じていると思います。詳しくは、「第一章　春」でふれていきましょう。

春〜夏

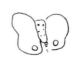

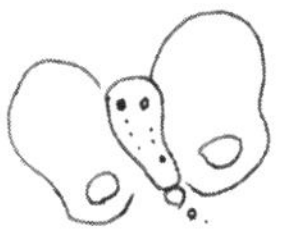

体がゆるむ
気温が上がり
骨盤が開く

秋〜冬

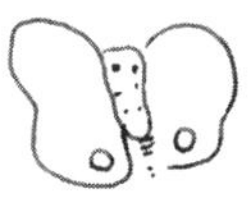

体が引き締まる
気温が下がり
骨盤が閉じる

気温の他に大きく体に影響するのは、湿度と気圧です。雨が多く湿度が高い梅雨時は過ごしづらく、カラッと晴れていると、同じ気温でも気分や過ごしやすさが全然違います。

空気の乾燥にも注意が必要です。特に湿度が低い冬には、水分補給を忘れていると体がカラカラになって、その影響でいろんな不調がでてくるようになります。

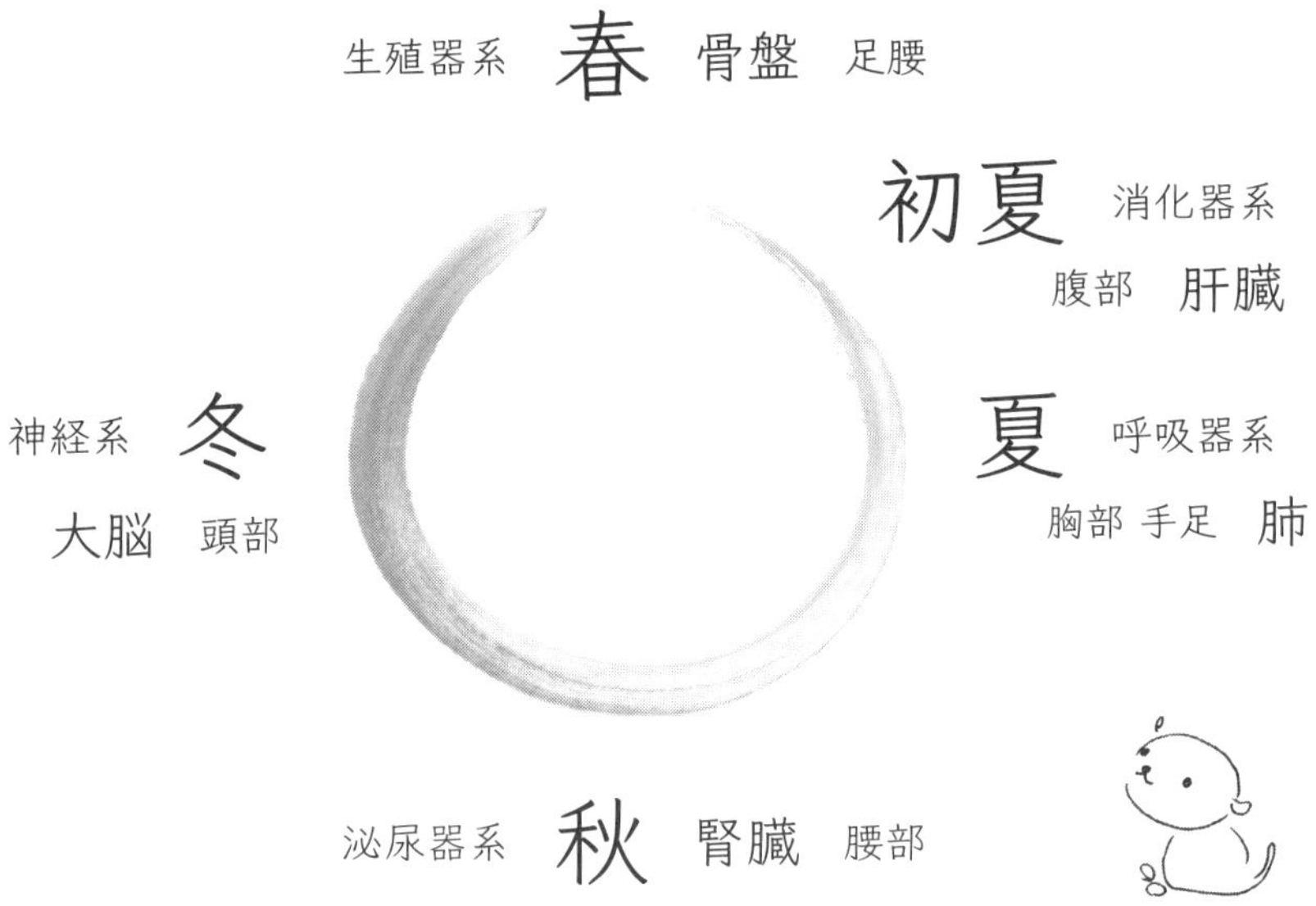

四季のある国に住む私たちの体は、毎年繰り返される気温や湿度の変化を事前に察知し、実は、新しい季節がくる前に、すでに次の準備をしています。春がくる少し前には春の体に切り替わり、夏がくる少し前には夏の体へと切り替わる。活発に働く臓器も、生殖器系（春）→消化器系（初夏）→呼吸器系（夏）→泌尿器系（秋）→神経系（冬）と入れ替わる。ですから、季節ごとの心身の変化を知り、その切り替わりの時期に、自然の流れにそったケアをしていくことが大切です。

特別な症状や不快感がない場合でも、季節の変化にそって体を整えていくと、気づかなかった不調に気づいたり、何かあった時でも回復が早く、好調が長く続きます。精神的にも楽になって、普段の心持ちが明るくなったり、勘が働いて物事が潤滑に進んだり、生きていることの気持ちよさが大きく感じられるでしょう。

私たちは、人間である前に動物であり、一つの生命ですから、「生きている」ことの中に快感があるのです。個体の生命や種を守るためには、本能的な勘や快・不快の感覚が働く必要があるのはもちろんですが、それ以前に、大自然と呼応しながら生きている感覚がなければ、生命は複雑多岐な活動を放棄して、生命自体が途絶えてしまうでしょう。

何かの目的や、何らかの達成感を得るために生きているのではなく、ただ生きている。その生きる働きの元になっているものが「気」。気という自然の働きが生命活動を底流で支えているのです。

そして、季節に応じた変化を知って、体で味わうようになると、四季は私たちの内にも巡っていることに気づきます。梅や桜が咲くから春なのではなく、体の中にもいっせいに花開いていく何かがあって、ぽっと体の奥底に火が灯って心が広がっていく、その内的感覚こそが「春」なのです。

時々刻々と、私の中で季節が巡っていく実感は、本質的な心身の変化を引き起こします。初夏を感じれば、代謝が盛んになって体内の解毒と排泄が進み、身体感覚が夏へと切り替わると、活発に働いては深く休む、生命本来のリズムが蘇ります。秋と共に感覚の深まりと精神の静寂が訪れ、冬には凛とした集中感と思索的な深まりが生じ、そしてまた新しい春を迎える。生命の不思議が今ここにあります。

旧暦と月の巡り

宇宙全体が計り知れない壮大なスケールと緻密さの中で、ある調和と運動を保っているように、小宇宙である私たちの体も、大自然の変化に呼応しながら、流動変遷しています。

季節にそって、体の四季を味わうことは、太陽や月、天体の運行を感じながら生きること。旧暦のカレンダーを使うと、より季節が身近に感じられます。

春は、旧暦の一月一日から。旧暦のお正月は、まさしく新しい春を迎えるお祝いの日です。二月の初旬と言えばまだ寒さが厳しく雪の多い時期ですが、そんな中でも梅の蕾が膨らみ、底を打ってバネのように弾もうとする春の気配が立ち込めています。

旧暦に照らし合わせると、四季はちょうど三ヶ月ごとに切り替わっていきます。

春　睦月　如月　弥生　（旧一〜三月）
夏　卯月　皐月　水無月　（旧四〜六月）
秋　文月　葉月　長月　（旧七〜九月）
冬　神無月　霜月　師走　（旧十〜十二月）

旧暦は、月の運行にそって新月の日を一日としているので、普段使っている太陽暦とは約一ヶ月の時間差があり、一年の長さが微妙に短くなるので、三年に一度閏月を加えて、太陽の運行と調整をします。

一ヶ月もずれると、さすがに季節もずれてくるので、正確な季節は「二十四節気」を見て四季を読みます。立春からが春。立夏から夏。立秋から秋。立冬から冬。それぞれの季節の真ん中が、春分、夏至、秋分、冬至です。

「二十四」は、一年十二ヶ月の倍の数ですから、本来は月の始めと中日にあたり、節気が二つ進むとほぼ一ヶ月、六つ進むと次の季節に入ります。

一年を終えて、新しい春を迎える節目は特に大切なもの。立春の前日、いわば大晦日が節分。一年の邪気を祓って、清々しい年を迎える風習として、追儺《ついな》（鬼やらい・豆まき）が今も全国の寺社で盛んに行われます。

旧暦は、体の変化の面では、ちょうどぴったりと感じることも多く、とても参考になります。動植物と同じように、少し早めに体の準備が始まっているからでしょう。

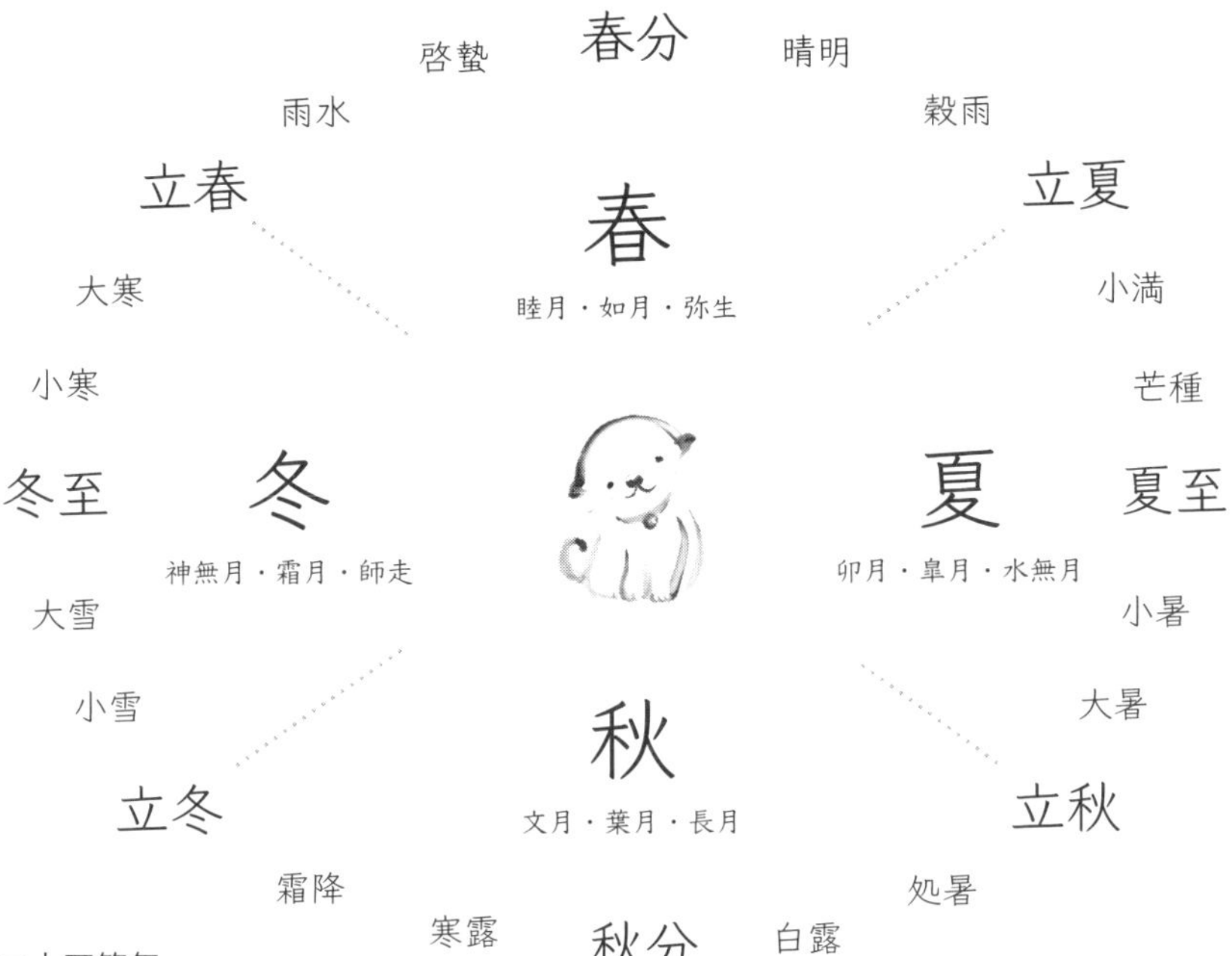
春分
啓蟄
晴明
雨水
穀雨
立春
春
立夏
睦月・如月・弥生
大寒
小満
小寒
芒種
冬至
冬
夏
夏至
神無月・霜月・師走
卯月・皐月・水無月
大雪
小暑
小雪
大暑
秋
立冬
立秋
文月・葉月・長月
霜降
処暑
寒露
秋分
白露

二十四節気

旧暦のカレンダーを気をつけて見ていると、「立春だ。もう春がきたのか」「まだ暑いけど、立秋って、どこか秋の気配」……と、季節の移ろいや自然の機微を敏感に感じるようになり、心身の変化もスムーズになります。

月の満ち欠けも、心身の働きに影響しています。満月の日にお産が重なりやすいこともよく知られていますが、太陽と地球と月が一直線に並んで、重力変動や潮の満ち干も大きくなるのですから、当然かもしれません。

旧暦では毎月の一日が新月、十五日が満月なので、旧暦を見ていると、月を身近に感じます。

新月に願いを書くと叶いやすいことも経験的に知られています。新月の日のことを、朔《さく》と呼びます。朔は「ついたち」とも読みますが、「月立ち」が「ついたち」に転じたと言われています。だんだんに丸くなってきた月がまた欠けてゆき、見えなくなる日

が「朔」。古人は、ゼロに戻ってまた一から始まる蘇りの日と感じ、新年同様、新しい日として大切にしてきました。新年に寺社にお参りするように、毎月のお朔日《ついたち》参《まい》りの習慣も盛んだったようで、新暦には変わっていますが、一日には今なお多くの神社で月次祭が執り行われます。

　新月の日は、「ちょっと特別な日」。気功をして心身を十分にゆるめ、清々しい心と体になって計画を立てたり、夢を祈願する吉日です。

　一粒万倍日、四万六千日など「この日にお参りするとご利益が増す」、「功徳が増える日」といった習わしがありますね。立春・春分・秋分・冬至、新月・満月など、旧暦の変化の節目、節目はそんな時。季節や自然の変わり目は、心身の変化も大きいので、「体のご利益」も増します。

この本の使い方

これから、各章ごとに季節を巡っていきます。

順に読む

春から順に読むと、「一年の心身の変化」がよく分かります。同時に、「不調の整え方」のほぼすべてを学ぶことになります。

その季節にしかない体の変化があり、特有の違和感や症状があります。病気や体調不良は、外界の変化や刺激に応じて適応しようとする働きです。原始時代から人間の体の働きはさほど変わりません。だから、四季の体の変化を追いかけていくと、全部の心身調整法がその中に含まれているのです。

今の季節を読む

今の季節の体の変化を知ると、体が動きやすく、心が軽くなります。その季節にちょうどよいことが何かがわかると、いらない心配や無理をしなくなり、必要最低限の援助で体の働きを活発にし、症状や不快感も減らしていくことができるからです。

そして、季節を先取りするように体は変化していますから、一つ先の季節まで読んでおくとよいでしょう。また、前の季節の調整が残っていると、今の変化が遅れがちです。例えば、春に不調があれば、一つ前の冬のページにも目を通して、目を温めたり首をゆるめると、ほっとして肩や骨盤が動き出し、春らしい、どこかワクワクした心地よい心身に切り替わっていきます。

無理なく自然に

気功をするときの心得

一　なるべく楽にして、無理をしない。
二　なるべく自然に、気持ちよく。

心身をゆるめるには、無理に動くと逆効果。痛みや辛さがあるのに頑張って動かしていると、体を壊すことすらあります。力を抜いて、気持ちも楽にして、体と丁寧に対話しながら、ちょっとした不快感も見逃さずに、なるべく楽な方へ、気持ちがよい方へと動いていきます。

心得の「なるべく」は、ちょっとしたゆとりを生む言葉。稀に「一生懸命になって無理をしないようにしている」ことがあるので、「無理をしない」という努力からも離れるという意味で加えました。

二の「気持ちよく」にも様々なものがあります。現代の消費社会では、人工的な気持ちよさに慣れてしまっている方も見受けられます。大きな刺激がないと気持ちよく感じないのは、無理に笑わせよう、楽しませようといった意図的に作られた商品的な気持ちよさに染まって感覚が鈍っているためです。より強い刺激やはっきりした味を求め、いつもどこか満たされない心を束の間の楽しみで埋め合わせようとするようになります。

気功で味わう気持ちよさは、体が元から備えている「天然の気持ちよさ」です。例えば、首がちょっとこっちに傾くと、何ともいえず気持ちいい。まっすぐになると、心が静まって澄んでいくような気持ちよさ。ゆっくり息をすると、呼吸が深く柔らかくなり、息を吐く時にも、吸う時にもそれぞれの気持ちよさが感じられる。というように、次々に様々な気持ちよさと出会いながら、感覚がどんどん繊細になり、上質で小さな楽しみの中に、大きな喜びと満足を感じるようになっていきます。

ちょっとした秘訣

・姿勢は、ぶら下がっているようにまっすぐ。
・わずかに微笑んで、気持ちを楽に。
・呼吸は、楽に自然に。
・体の力を抜いて。
・必要最低限の力で。
・ゆっくり、あるいは自然なペースで。
・ポカンとして、心静かに。
・誰と比べることもなく。
・ただ、体の気持ちよさに集中して。
・体の中の自然と対話するように。

てあてと温めること

心身のこわばりや、不快な症状をなくしていくには「ここ！」という場所を選んで、手をあてたり温めると効果的。季節の変化もスムーズに。

春・秋の足湯、初夏の肝臓のてあて、秋の腎臓のてあて、冬場の目の温湿布など、本書ではその季節にちょうどよいてあてや温め方を紹介します。

てあて

てあてとは、文字通り体のどこかに手をあてること。「無心にあてる」のがコツです。手のひらは、繊細なセンサー。手をあてたところには自然に注意が集まり、体の自然な働きが活性化します。

そのまま、お腹に、ふわりと自然に手をのせて、ゆっくり息をして、手をあてた場所の呼吸を感じてみましょう。

ただポカンとして、呼吸にそったお腹の動きを感じていると、呼吸がゆっくりに、動きが大きく柔らかくなって、お腹がぽかぽかに。ぐるぐるっと腸が動き出したり、ホッとした感じが出てきたら、自然に手を離します。

てあては、おそらく最もローインパクトで確実な心身の変革法です。手をあてた場所がふっとゆるんで、感覚が高まると、あとはナチュラルに、全自動で心身の調整が進みます。

季節ごとの「てあて」で、その感覚に慣れていきましょう。

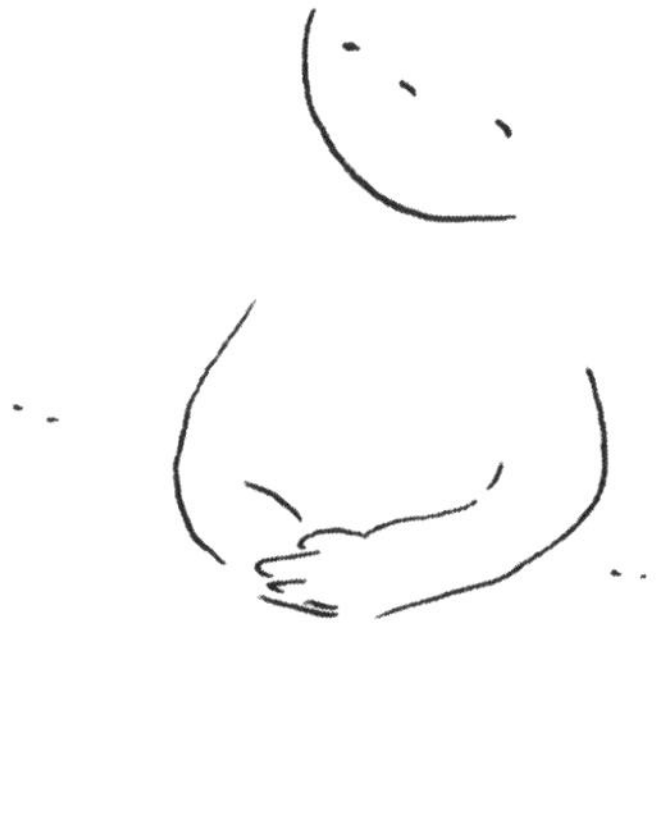

温めること

こわばりが強かったり、ゆるむことがわかりにくい時は、「温める」効果が大きく現れます。

夏になり気温が上昇すると代謝が活発になるように、体のある場所を温めると、皮膚や筋肉、関節、臓器がゆるみ、血流がよくなり、生体内活性が上がって細胞内のエネルギーの生産や排泄、成長や修復の働きが盛んになります。

全体をまんべんなく温めても、ゆるみやすいところから順にゆるんでいくので、一番ゆるめたいところが最後までゆるみません。また、とことんゆるめようと長くお風呂につかっていると、力が抜け過ぎてまとまりのない体に。温めることには注意と工夫が必要です。

お湯につけて温める
……足湯、膝湯、肘湯

＊足湯

足湯の基本は8分。長くても10分以内で。乾いたタオルと靴下、差し湯を手元に。足をつけるお湯は、ぬる過ぎず、熱過ぎず、ちょうどよい温度に。部屋の温度を快適に、冬なら靴下も温めておきます。

足首まで両足を6分つけます。ぽかぽかしてきたら、足をあげて左右を比べ、赤いほうをよくふいて靴下をはきます。差し湯をし、もう片方をプラス2分。左右差の調整です。入った時より、上がる時の温度が高くなります。温めた後は冷えやすくなるので、よくふいて冷えないように。お水を飲むとよいでしょう。

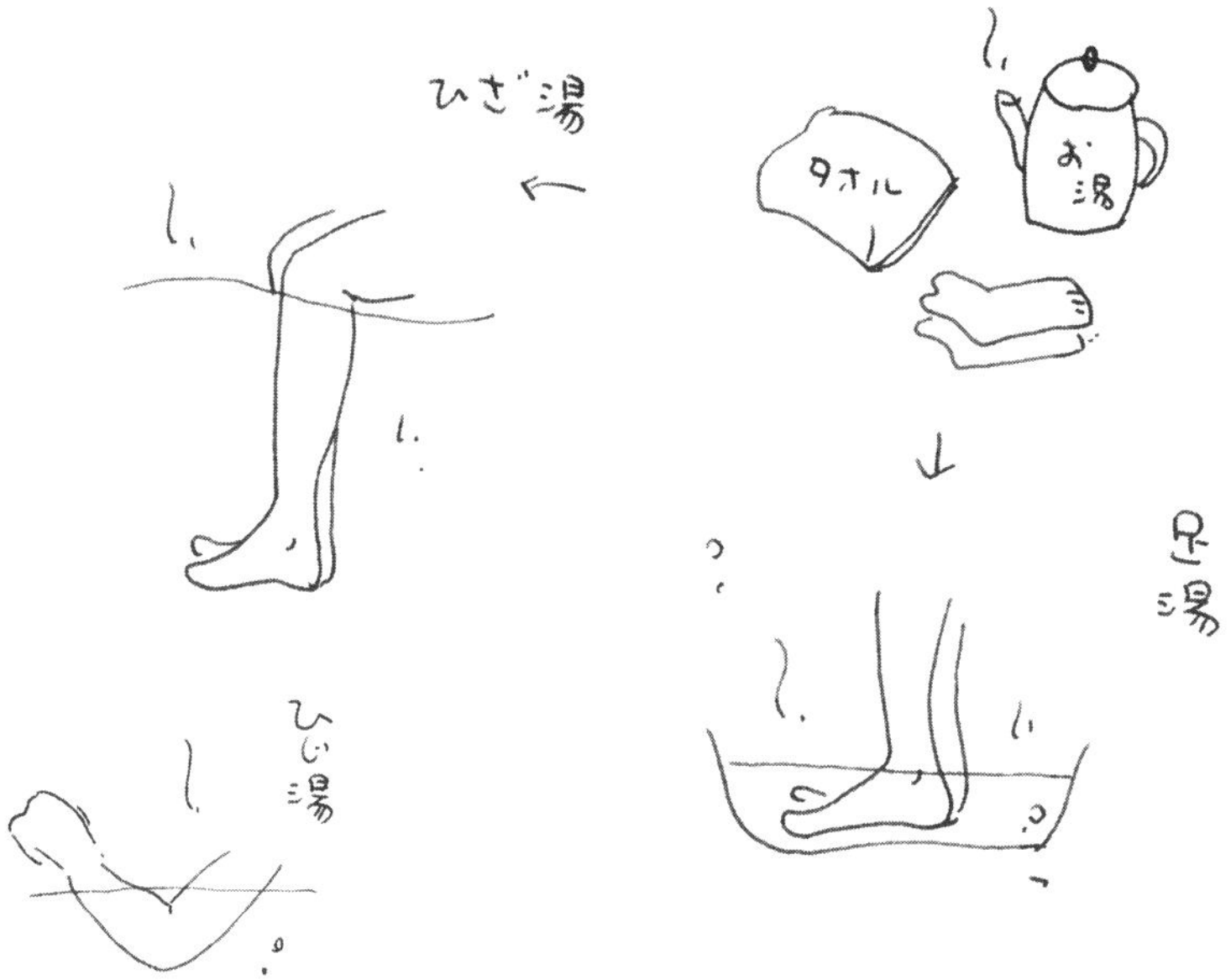

足湯は骨盤の調整。一定温度が続くと体は鈍るので、足浴器なら保温はオフに。

＊膝湯

足湯と同じ流れで、膝下まで温めるのが膝湯。浴槽のふちに腰掛けても。膝湯はお腹の調整に。

＊肘湯

肘湯は、肘、または肘から先をお湯につけて温めます。呼吸器や心臓の調整、あるいは腕や頭の疲れを抜くのに用います。６分程度。

足湯や膝湯は就寝の直前は避け、一時間ぐらいあけましょう。そのまま寝てしまうと足が冷えてかえって眠りが浅くなってしまうので、気功をしたりゆったりした時間を過ごし、それから床に就くとよいでしょう。温まった後の気功は、さらに気持ちよく、心身のゆるみが深まりやすいものです。

あたたかいタオルで温める

……目の温湿布、鼻の温湿布

　パソコンやスマホが普及して、目の疲れが慢性化している方が多いので、目の温湿布は特に重要です。

　乾いたタオルの真ん中あたりにお湯をかけてしぼると、ほかほかのタオルができます。ちょうど気持ちよい温度に冷ましてから目と、鼻にあてます。目の温湿布は頭の疲れを抜き、鼻の温湿布はのぼせやイライラを鎮めます。同時に温めてもOKです。タオルは冷めたら絞り直して、合計8分ほど。

　腕や足など、お湯につけられる部分は限られますが、温かいタオルを使うと、体のどこでも温めることができます。

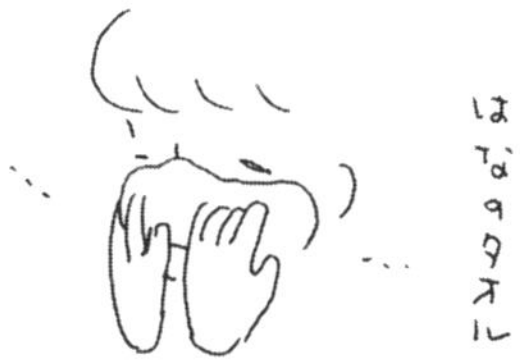

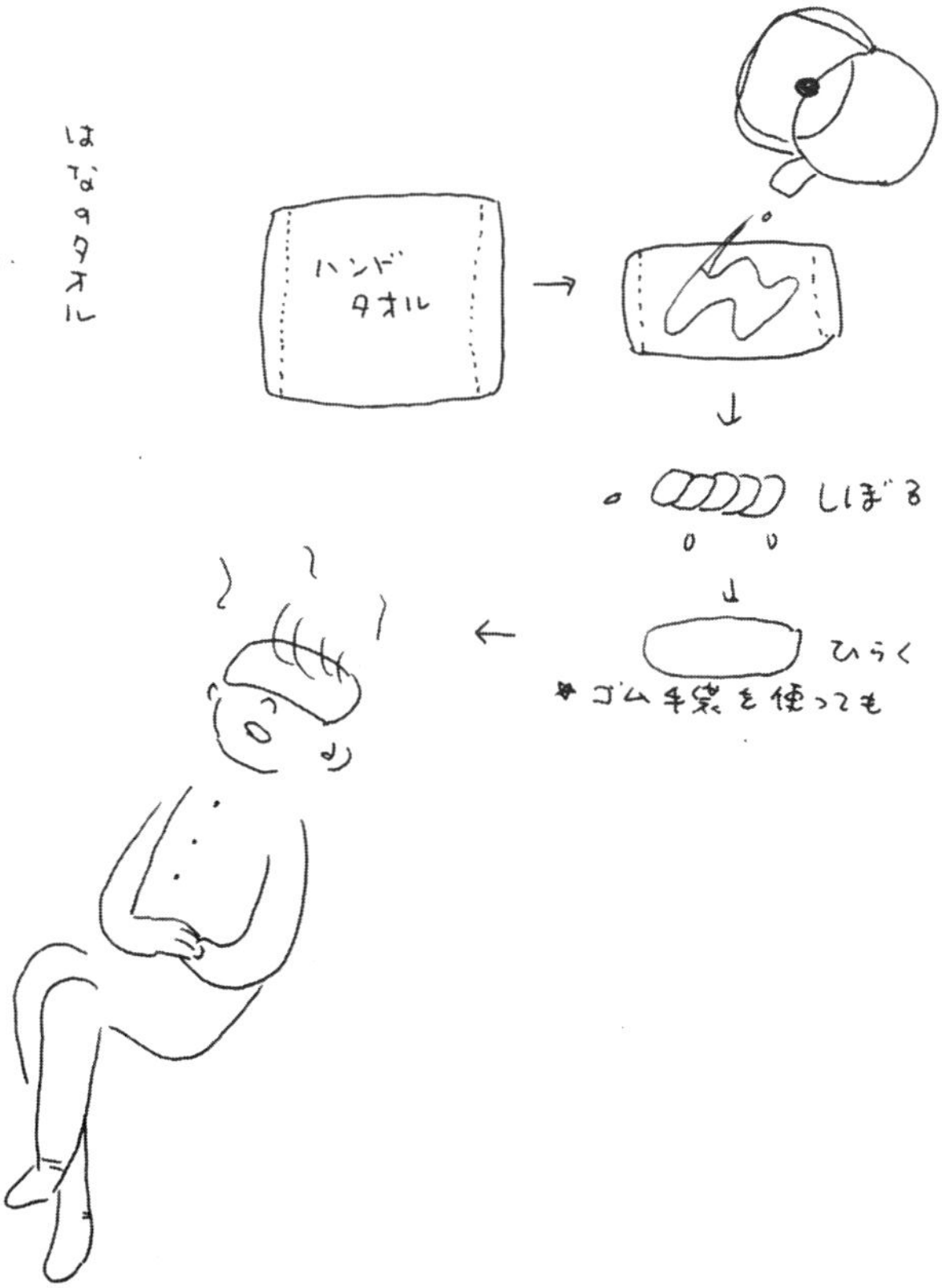

第一章 春

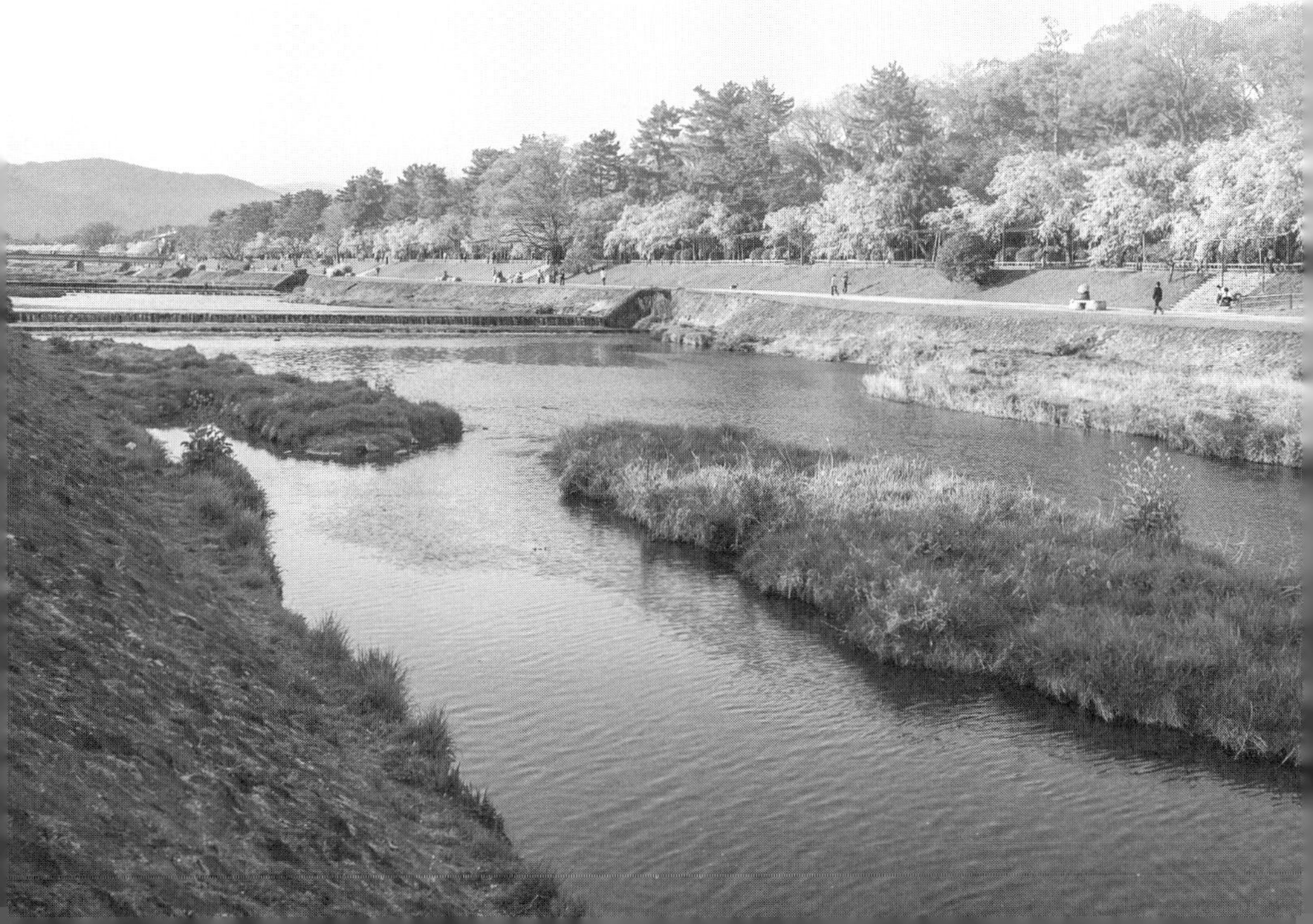

ときめく春

はじまりの季節

旧暦では立春からが新年です。春は、一年の始めで、新しいことが始まるタイミング。厳しい冬の寒さを乗り越えて、新しい生命の芽吹きがいっせいにおこる「誕生の季節」でもあります。

人間の一生を見渡しても、誕生期には驚くべき生命の勢いがあります。たった一個の受精卵から数兆の細胞に増え、骨、筋肉、皮膚や内臓、大脳や感覚器官を形成し、みるみる成長。この時に似た、ふつふつと湧き起こる生命の息吹が春にはあります。

一年のうちで最も大きく心身が変化する春は、体質改善の好機。長く患っていた症状や、体質だとあきらめていたことも変わっていきます。

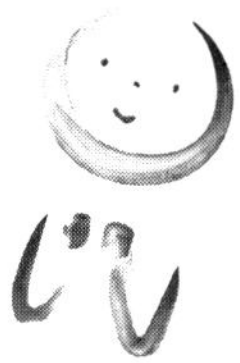

性と骨盤

春は、ときめきの季節。梅が香り、桜が開き、人々の体はゆるんで活動的になり、ぽっと火が灯ったように、ふわっと暖かで、ワクワクする気持ちがふくらんできます。この、春独特の「ときめき」は、骨盤の変化に由来します。

キューッと引き締まっていた骨盤は、春分の頃に開きます。とても微妙で小さな動きですが、よく感じると、蝶がゆっくり羽ばたくように、わずかに開閉しています。女性は月経時に骨盤が開いて、出産では最も大きく開き、男性にも、小さいけれどそうしたリズムがあり、気分のアップダウンも生じます。

春には、冬の間ぎゅーっと圧縮されていたエネルギーがぽっと解放され、開くと同時に骨盤が持ち上がっていきます。骨盤が開くと体がゆるんで、ほっと落ち着いた気分になりますが、開いて上がっていくので、若々しさが生じるのです。

骨盤の運動が盛んになれば、性の働きも盛んになります。「春画」のように、昔の人は性の隠語として「春」を用いました。春はまさしく、性がよく働く季節。生理痛や不順、不妊に悩む方には絶好の調整期になり、根本から元気を培う最高の時です。

性は、新しい生命を産み育て、種を存続させる働きです。太古より今まで連綿と続いてきた、そしてこれからも続いていくいのち。私という個体の生存を超えて働いているとても大きなエネルギー、すべての生命活動の根源がここにあります。活発な性の働きが、何かに夢中になる喜びや、他の誰かのために行動する幸福感を生むのです。性の働きが未熟だったり、骨盤の動きがつかえていると、心がときめかないだけでなく、我欲が強く思いやりに欠ける行動をしがちになります。

日本人は、親切で思いやりがあり、暖かな笑顔が特徴的ですが、外国人の驚くそんな資質は、毎年巡りくる春が培ってきたのかもしれません。

新しい自分との出会い

心の変化も、とても大きな季節です。心と体はいつも響き合っていて、外側の自然環境も、私の体も、日々刻々と変化していますから、昨日と同じ「私」はどこにもありません。私たちは、つい過去と比較して自己の可能性を限定してしまいがちですが、春には骨盤が開いて、体の土台がガラッと変わるため、新しい自分を見つけやすくなります。ぽっと骨盤が開くと心もリセットされ、過去の私を手放しやすくなるのです。

「今、新しく生まれた」と思うと、変化の可能性は大きく広がります。心機一転、新しい自分と出会っているような心持ちで、豊かな春を過ごしましょう。

春の気功とてあて

あくび

ポカンとして、
大きく口を開いていきます。

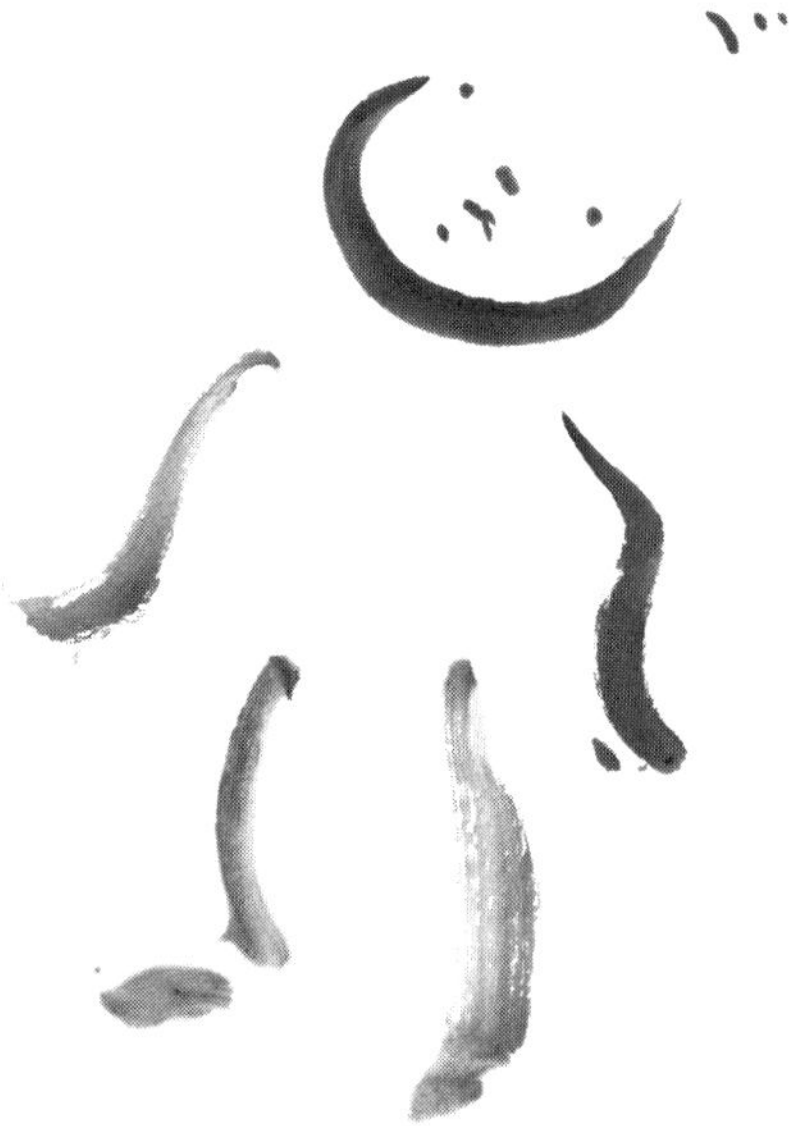

ゆする

全身を細かく、気持ちよくゆすります。

ゆれる

波のように
しなやかに体がゆれます。

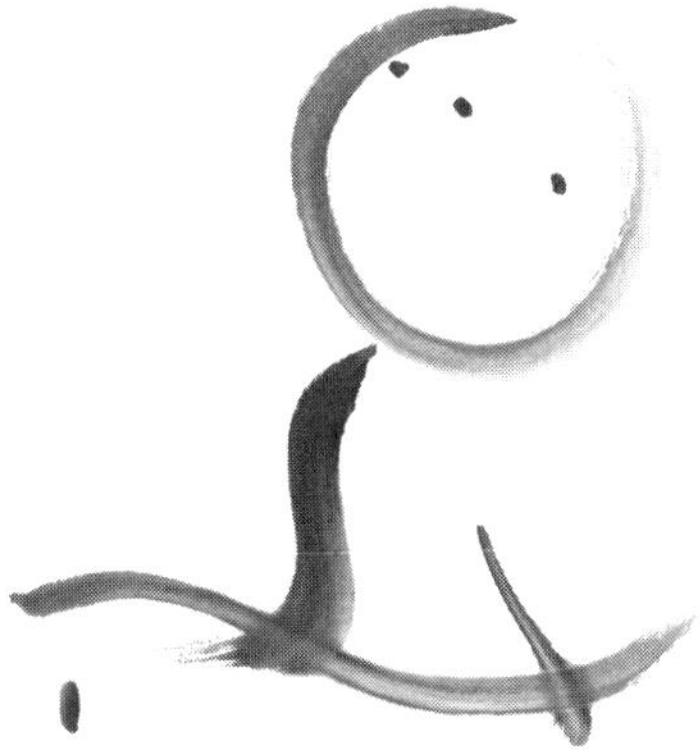

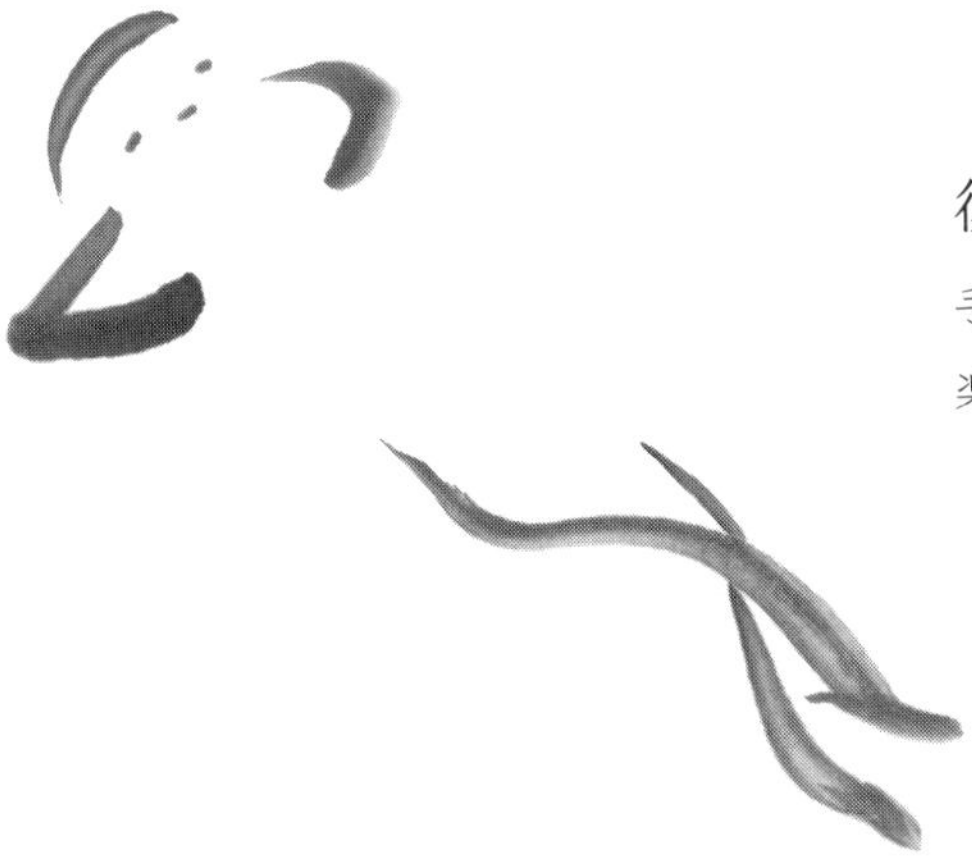

後頭部のてあて

手のひらをまくらのようにして
楽に横になります。

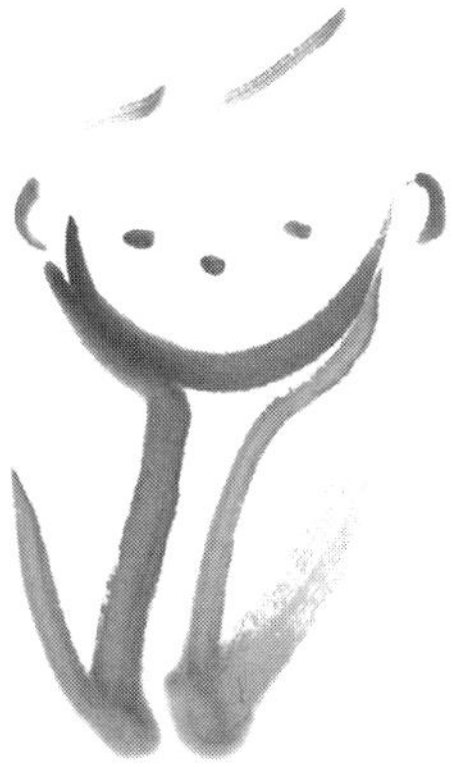

耳下腺のてあて

手のひらで顎を包むようにして
しばらく楽に息をします。

あくび

楽に座って、心地よくリラックス。
体がゆるもうとしている時には、
それだけで、ふわ～っとあくびが出てきます。
遠慮なく、大きなあくびをしてください。

あくびをすると、首や頭がゆるみ、春らしい天真爛漫な心と体へ切り替わっていきます。あくびは、体に春を呼ぶ、天然の呼吸法。わずか数呼吸で頭をリフレッシュして、ふわ～っと体をゆるめてしまいます。何度か繰り返していると、頭がポカンとして、涙や鼻水が出てくることも。目は神経系統、鼻は生殖器や骨盤と関連が深いので、大脳と骨盤の緊張が同時にゆるむ、とても便利で大切な呼吸法です。
あくびの練習をしましょう。慣れると、必要な時にいつでもあくびができるようになります。

あくびの呼吸

楽に座って、心地よくリラックス。
首の力を抜いて、頭を前にぶら下げます。
ゆっくり、ふーっと息を吐きます。
息を吐くたびに首がゆるんで、
頭が深くぶら下がっていきます。

ゆっくり首を持ち上げて、
そのまま後ろへ、頭を倒していきます。
あごがゆるんで、ポカンと口が開きます。
あくびのように、ゆっくりと、
だんだんに大きく口を開いていきます。
そのまま、大きなあくびになります。

ふっとゆるんだら、まっすぐに戻ります。

ゆっくり　ゆっくり、
3回ほど繰り返してください。

ゆする

手首のゆすり

ぶらんと腕をぶらさげて、
パラパラパラッと、手首をふってゆすります。
腕を楽に持ち上げて、
パラパラパラッと、手首をふってゆすります。
楽に気持ちよく、力を抜いて。

体のゆすり

楽に立って、心地よくリラックス。
少しかかとを浮かすようにして、
全身を細かく、楽に気持ちよくゆすります。

ゆすりながら、体を楽に傾けて、
腕や肩、首の力をよく抜いて、
前後、左右、斜め、気持ちよい方向へ。

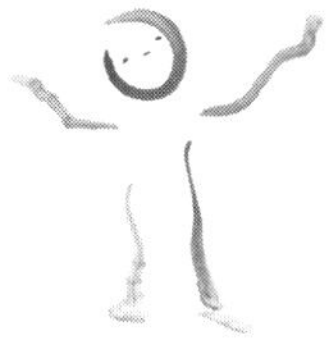

しばらくゆすって、体がほぐれてきたら、
だんだんにまっすぐに戻って、
静かに止まります。

足首のゆすり

片足で安定して立ち、
浮いている方の足を、ストンとリラックス。
パラパラパラッと、足首をふってゆすります。
ポンポンポンと、軽く蹴るようにして
関節を広げます。
足を替えて、交互に何回か。

ゆすると、からみあった糸が自然にほどけるように、あちこちの緊張がゆるんで、関節が広がり、体が動きやすくなり、心も開放されていきます。

表面だけではなく、体の底からほぐれていくのがゆすりのよいところ。深層筋や不随意の内臓筋もほぐれ、内臓の位置が正常に戻ったり、機能も自然と回復していきます。手首足首は、子宮の位置や卵巣の機能、骨盤の動きと直接関連しているので、気づいた時にほぐしておきましょう。パソコン作業の後にも忘れずに。

ゆれる

前後にゆれる

楽に座って、心地よくリラックス。
わずかに微笑んで、
まっすぐに天から、ぶら下がっているように。

ほんの少し、腰を反らせて少し上を向きます。
骨盤がふっと前に傾くと、
尾骨から順々に、背骨に波が伝わります。
腰がわずかにそり、胸が開いて
わずかに首が上を向き、

腰が戻り、胸が戻って、首が正面に戻ります。

波が静まったら、
またほんの少し、骨盤をふっと前に傾けて、
骨盤から順々に、背骨に波が伝わります。

無理に動かそうとせずに、
自然な波を感じてください。

慣れてきたら、動きを少し大きくして、
ゆったりとした心地よい波が、
自然に続くようにゆれていきます。
呼吸も自然にまかせ、
静かで、とても気持ちよい感覚が続きます。

小さなゆれになり、
すーっとまっすぐになって、
止まっていきます。

しなやかに体をゆらす

楽に座って、心地よくリラックス。
わずかに微笑んで、
まっすぐにぶら下がっているように。
ふわーっと体がゆるみ、
ゆっくり自然に、
しなやかに体がゆれていきます。
ポカンと何も考えず、
自然の流れに、身も心もゆだねて
自由で、楽に、気持ちよく。

呼吸も自然にまかせ、
いろいろな気持ちよさが次々と生じ、
内も外も、体の隅々まで、ゆるんでいきます。

小さなゆれになり、
すーっとまっすぐになって、
止まっていきます。

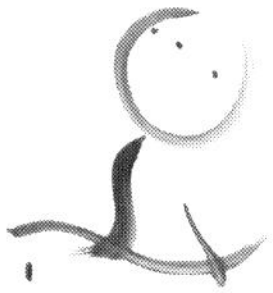

ゆるむとゆれる。ゆれるとゆるむ。
波のように、しなやかに背骨がゆれはじめると、春のような、穏やかで深いゆるみに全身が包まれます。

骨盤が前に傾くと腰が反って引き締まり、後ろへ傾くと腰が丸まってゆるみます。この骨盤からの引き締まりとゆるみのリズムは、とても心地よいもので、骨盤が蝶々のように微妙に開いたり閉じたりする動きが、ゆりかごのように前後にゆれる動きになり、骨盤から背骨、背骨から全身へと、ゆれと同時に心地よさが広がっていきます。

骨盤は本能的な動きの中心なので、ポカンとして体にまかせて動いていると、骨盤が動き出し、ゆるんで気持ちよさが広がって、まるで体が意思をもっているように、自由でしなやかで気持ちよい動きが自然に続いていきます。

後頭部のてあて

眠の法

楽に横になって、心地よくリラックス。
指を軽く組み、手を枕のようにして
後頭部にあてて、
足も軽く組みます。
呼吸は楽に自然に、
ただポカンとして、くつろいでいると、
骨盤が動き出して、下腹部が温かくなり、
心身のリラックスが深まり、
すーっと疲れが抜けていきます。

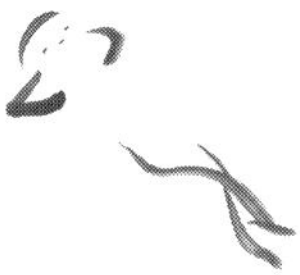

二人でする　妊娠活点のてあて

同じ向きに前後に座って、
心地よくリラックス。
前の方は、ただポカンとして。

後ろの方は、ふわりと軽く
前の方の後頭部に手をあてて、
ゆっくり楽に息をします。
腕の力を抜いて、手のひらもやわらかく。

相手の呼吸を感じながら、
しばらくてあてし、
自然に手を離します。

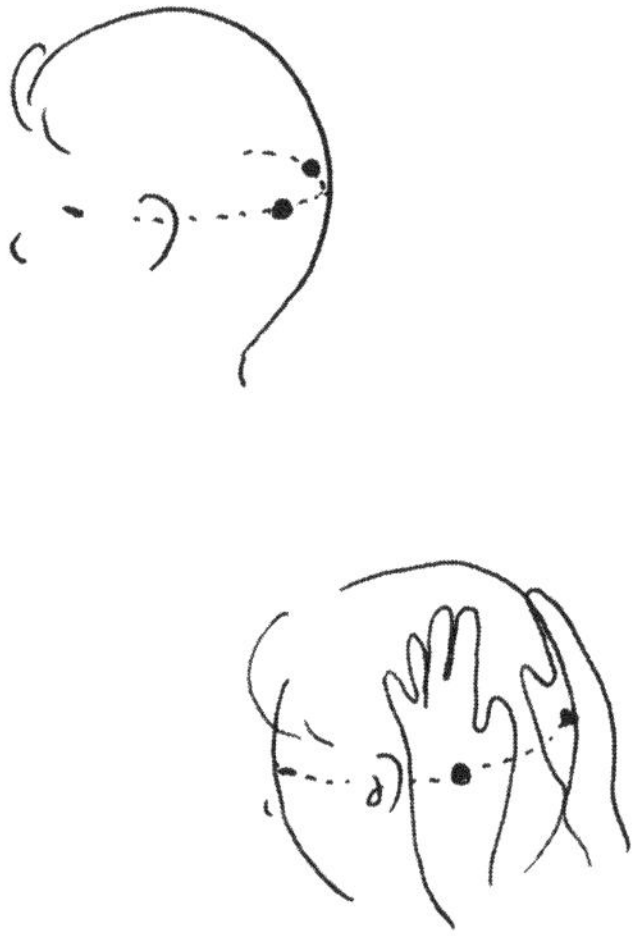

骨盤の力の元は後頭部にあります。ちょっと疲れた時に後頭部に手をあてて休んでいると、すーっと疲れが抜けていくのはそのためです。

後頭部の左右、ちょうど目の裏側あたりに、穴のように感じる場所があります。上から指を下ろしていくと、指が自然に止まるところです。骨盤や妊娠中の身体調整の急所なので、妊娠活点と呼ばれています。てあてになれてきたら、指でそのポイントを探して軽くふれるとよいでしょう。お互いにてあてをすると、リラックスも深まりやすく、気の交流がおこって生命活動がスムーズで活発になります。

耳下腺のてあて

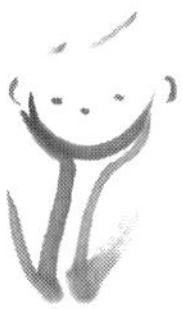

耳下腺にてあてする

楽に座って、心地よくリラックス。
手のひらでふわっとあごを包むようにして、
耳の下の、耳下腺に手をあてます。
呼吸を楽にして、ほっとしたような、
あたたかで優しい気持ちを味わいます。
しばらくてあてし、
自然に手を離します。

耳下腺は性機能の発達と密接に関わるところ。耳下腺からは若返りホルモンも分泌されていますので、肌や子宮も艶やかできれいになっていきます。

子どもを授かりたい方は、夫婦でお互いにてあてするとよいでしょう。後ろから優しく包み込むように耳下腺にふれます。性機能の発達と成熟を促すことが、不妊治療以前に大切なことは言うまでもありません。もちろん、更年期にも。

春　気になる症状と性に関するケア

花粉症とさようなら

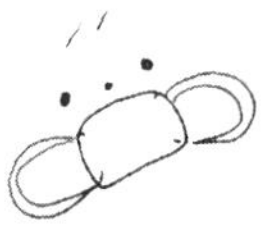

肩と骨盤

花粉症の症状は骨盤の動きと直接関連するので、詳しく見ていきます。自然な処方でとても楽になり、翌年には、つらさを忘れていることも。

春に花粉が飛んでも症状が出る人と、出ない人がいます。それは、花粉が悪いのではなく、「花粉症になりやすい体がある」ということです。

花粉症がある方に共通しているのは、肩甲骨と、骨盤の動きの鈍さです。肩が楽になり、骨盤がしなやかに動き出すと花粉症は消えていきます。

四つ足の動物だと、肩甲骨は前側の骨盤のようなもの。前足と後足の動きがばらばらだと困るので、肩甲骨と骨盤は連動して動く構造になっています。人間も、基本は同じ。肩がゆるむと、ふーっと骨盤がゆるんでしまうことも多く、肩こりと腰痛の両方がつらい時があるのもそのためです。

肩の荷をおろすと花粉症は楽になる

肩の動きを止めてしまう大きな要因は、仕事や勉強、生活上の重圧や苦悩、いわゆる「肩の荷」です。「本能的にやりたくない、でもやらなくてはいけない」ことに埋もれると、骨盤の動きが停滞し、本来の力が出せなくなってしまいます。頭では頑張ろうと思う。骨盤は嫌だと言って力を貸さない。その間で頑張っているのが肩なのです。

肩の荷を下ろすと、肩と腰が楽になっていくのと同時に、花粉症も軽くなっていきます。

花粉症の原因

花粉症の方は、肩甲骨が肋骨に貼りついたようになって、肩の動きが止まっています。すると、目が疲れ、呼吸もつらく、骨盤の動きが鈍って鼻がムズムズするようになります。これらがすべて、症状となって現れます。

精神的な緊張、目の疲れ、腕の使い過ぎ、食べ過ぎなども、肩甲骨の動きを止める原因になりますし、逆に、肩甲骨の動きがつかえると、気が休まらずにイライラし、すぐに目や腕が疲れたり、食欲が異常になって食べ過ぎたりします。原因と結果はどちらともつかない面があるのです。

症状を味方にする

観点を変えると、涙、くしゃみ、鼻水などの花粉症の症状は、それらを解消しようとする体の正常な反応だとも言えるでしょう。

「春が来た、今なら変わる！」と体は思うのかもしれません。すると花粉でもハウスダストでも、ちょっときっかけがあると、ずるずるクシュンがはじまって、なんとか肩甲骨や骨盤が動くようになり、大きな山を越えながら全身をリフレッシュしていくのです。

花粉症の根本的な解消のためには、症状を止めようとするのではなく、むしろ症状を助けていく視点が大切です。

目を温めれば、涙を出さなくても目がゆるんで頭が楽になります。鼻を温めると、鼻水を出さなくても頬骨や骨盤が動いてきます。肘を温めたり、肩や腕を楽に動かしていると、咳をずっとしていなくても、鎖骨や肩甲骨がほぐれていきます。

現れてきた症状にそって、自然なやり方で対処していくと、症状はその場で楽になっていきますし、根本からの体質改善が進んでいくのです。

花粉症の気功レシピ

ゆする・腕のストン・前後のふりこ

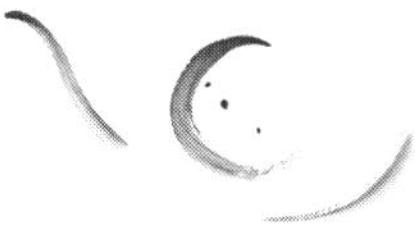

肩の荷が
おりる気功

まず第一は、動画「肩の荷がおりる気功」から、「ゆする・腕のストン・ふりこ」です。三つで4分ほどです。毎日続けましょう。

そのまま映像にそって終えると約15分。京都御苑の景色も美しく、心が晴れて、のびのび一日を過ごせるでしょう。立ってできない方や、「今、電車の中」という方は、見ながら合わせて動いているイメージを持ってください。

「ゆする」

全身の気持ちよさを感じながら、体をあちこちに傾けて細かくゆすっていると、どんどんほぐれていきます。とても春向きの気功。

「腕のストン」

少し膝をゆるめて、楽に立ちます。

指先に付いている糸ですーっと吊り上げられるように、ゆっくり腕が上がってゆき、ぷつんと糸が切れて、ストンと腕が落ち、ぶらぶらっと自然にゆれます。

ストンと腕を落とす時に、ふっと膝をゆるめ、肩や腕の力を完全に抜き切ってしまうのがコツです。

「ふりこ」

腕のストンに続けて。腕の力が抜けているほど、楽に気持ちよく動けます。しばらく続けていると瞑想的な境地に入り、無心になります。

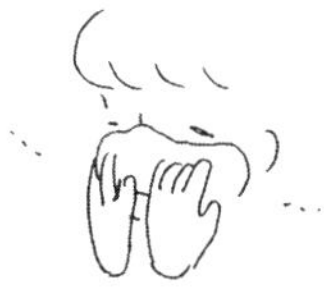

温湿布は
いつでも
できる時に。

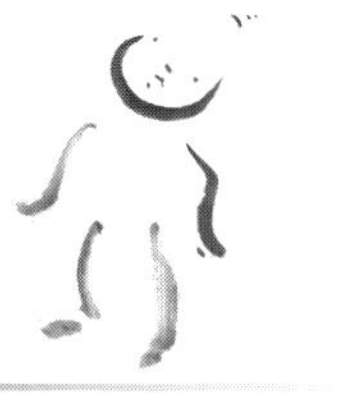

まず楽に
ゆする

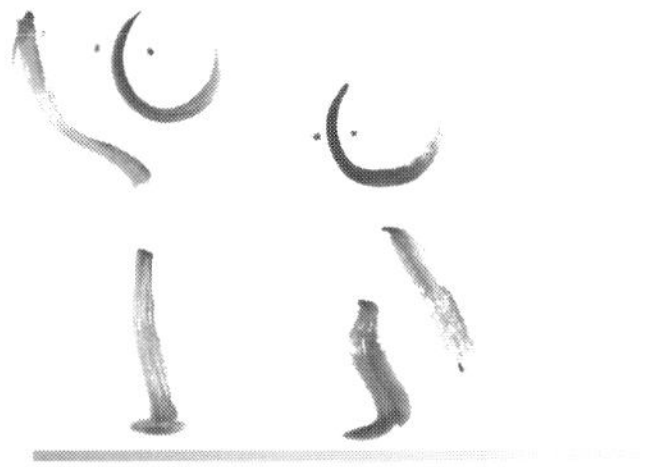

力を抜いて
腕のストン

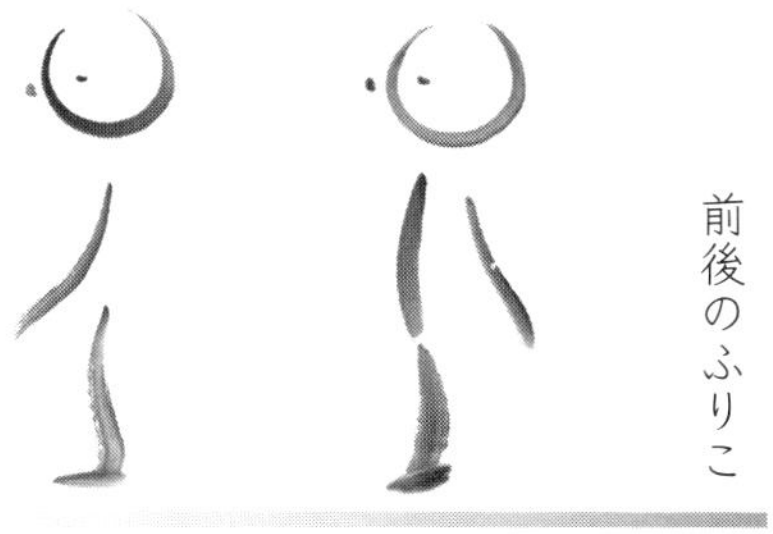

無心になって
前後のふりこ

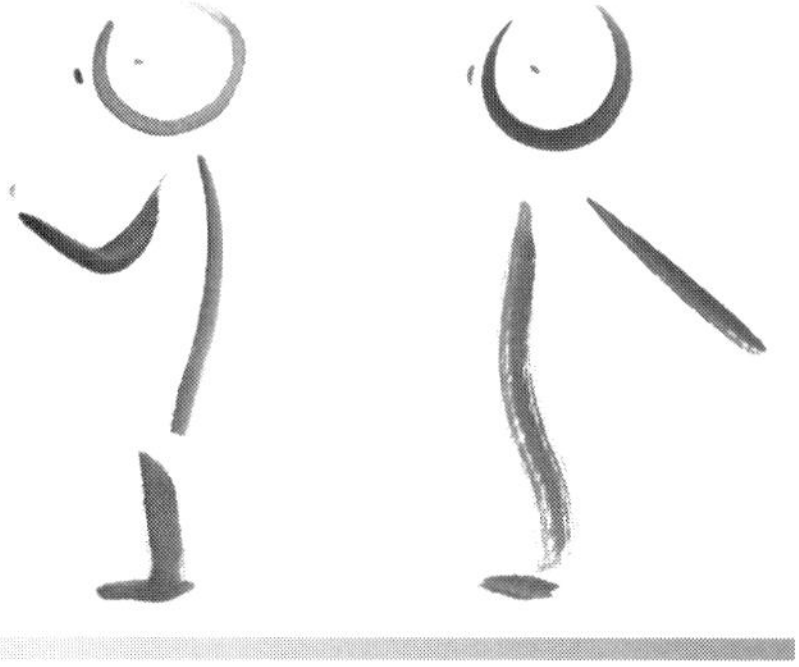

軽く肘を曲げて
リズミカルに。

症状がつらい時は、
肩甲骨の動きを感じながら
10分を目安に続けましょう。
気に入った音楽をかけながら
楽しんで続けると効果的。
肩甲骨が動き出すと、
症状はどんどん楽に。

心の落ち着きを感じたら、軽く肘を曲げ、肘から先がふわっと浮かぶように。ふりこに軽快なリズムが生まれて、膝や腰が動き、肩甲骨の動きも大きくなります。

しばらくすると元の動作に戻り、だんだんに止まります。しばらく体の状態を味わいます。

「春の気功とてあて」の、「あくび」「ゆれる」と一緒にすると、相乗効果があります。

自然でシンプルな動きだからこそ、無心に体がほぐれて、気づいたら症状が楽になっていることが多いのです。

花粉症の温法とてあて

立春の頃から、「鼻のてあて」と「鼻の温湿布」をします。目に違和感があれば、目と鼻を同時に温湿布。キューッとかゆみが強くなった後、すぅーっとゆるんで楽になるのが肌で感じられるでしょう。

咳が出る時は「肘湯」をして肘を温めます。

症状が激しくなってから対策をとるのではなく、「来たかな」と微妙な変化を感じ始めた時点で対応するのが、体質改善の鍵です。

症状が強い方は、冬の間は、こまめに水を飲み、「目のてあて」と、「目の温湿布」を習慣にします。最低限一つ前の季節に戻って、大脳や目を休める冬のケアを。二つ戻って、秋のうちに骨盤の動きをよくする「足湯」をしておくとさらにスムーズ。

夏はよく汗をかき、また汗を冷やさないように気をつけ、初夏には「肝臓のてあて」をして排泄を促すと、体が軽くすっきり。そして、各季節ごとの心身のケアを一周りして、春が仕上げのつもりで取り組むと、順調に変化が進み、隠れていた体の不調も消えて、一石二鳥です。

四月のプチうつ 気功レシピ

春は心地よい季節ですが、新しい仕事や環境にうまく適応できなかったり、うつうつとした気分が抜けないこともあります。それは、体がまだ春になっていないというサインです。

「春の気功とてあて」や、「心がおちつくやさしい気功」を寝る前に。朝までぐっすり眠れて、翌日が一日楽だったことに気づくでしょう。新しい季節に、心身をゆるめ、自分を大切にしていきましょう。

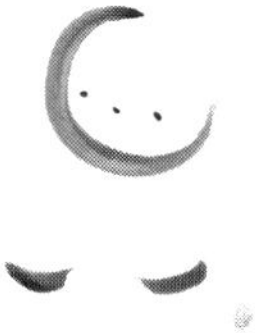

心がおちつく
やさしい気功

おたふくかぜの効用

おたふくかぜ（流行性耳下腺炎）は、春に流行るというだけではなく、卵巣や精巣などの生殖器の成長に関わる、とても重要な病気です。子供がかかりやすい病気には、体の自然な成長のコースとしてかかるものもあり、おたふく風邪もその一つです。

耳の下にある耳下腺が腫れるのが特徴ですが、自然に経過すると足首がきゅっと引き締まって、骨盤の動きがよくなります。妊娠もしやすく、妊娠中の経過もスムーズなので、若いうちにぜひかかっておきたい病気の一つです。子どもは熱が下がるとすぐ遊びたがるので、熱が下がった後しばらくは、足首に負担がかからないように注意しましょう。

おたふくかぜにかかっていない方は、性機能の発達と成熟のために、「耳下腺のてあて」を春に続けていきましょう。

生理痛の気功レシピ

足をなでる

月経に限らず、どんな痛みの時にも、まず「できるだけ痛まない姿勢をとる」「手をあて、温める」ことをします。

生理痛は、骨盤の片側がゆるみにくく、左右がちぐはぐになって、腰がねじれている時に起こります。

足湯がよく効きます。足湯ができない時は、「あくび」をしてから「心がおちつくやさしい気功」を。最後の「足腰をなでさする」動作を少し長めに、足首、足の甲、足の裏もゆっくりていねいになでます。「足は骨盤の延長」と思って、やさしくなでたり、足首をゆっくり動かしたりしていると、固まっていた骨盤も自然に動き出し、骨盤がゆるむとその場でねじれが取れて痛みが楽に。

子宮のある下腹部もゆっくりていねいになでましょう。

足湯

生活に支障をきたすほどの痛みには、足湯です。自分で、根本的に改善しましょう。

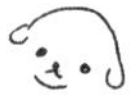

月経の初日と二日目に「足湯」。
三日目は、「目の温湿布」。
四日目以降は、「卵巣のてあて」。

「足湯」は、足のくるぶしが隠れるぐらいのお湯の深さ。足首は骨盤の開閉運動と連動していますから、左右差を確認しながら足湯をすると、骨盤の左右がそろって、すーっとゆるんで開いていきます。

骨盤がいちばん開く三日目は、目を休めて頭を空っぽに。パソコンやスマホも必要最低限にして、なるべく使わないように。どうしても、という時は、終わったらすぐに目の温湿布、目のてあてを。

骨盤が閉じる四日目は、子宮の中の大掃除を終えて、もう次の排卵の準備に入るタイミング。下腹部の卵巣の位置に手をあてて、骨盤の自然な収縮を促します。

月経自体が骨盤の調整運動なので、このタイミングに無理せず、しっかり養生すると、次の月経の時には明確に違うものです。

月経不順

女性の健康は、月の巡りと密接に関わっています。月経は四日で終わるのが標準ですが、短かかったり長く続いたり、周期が乱れる時も、生理痛と同様のケアでOKです。月が巡るごとに、骨盤のしなやかさを養っていきましょう。

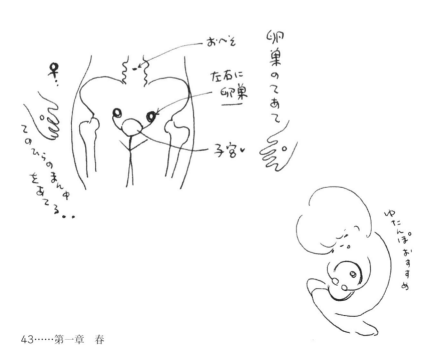

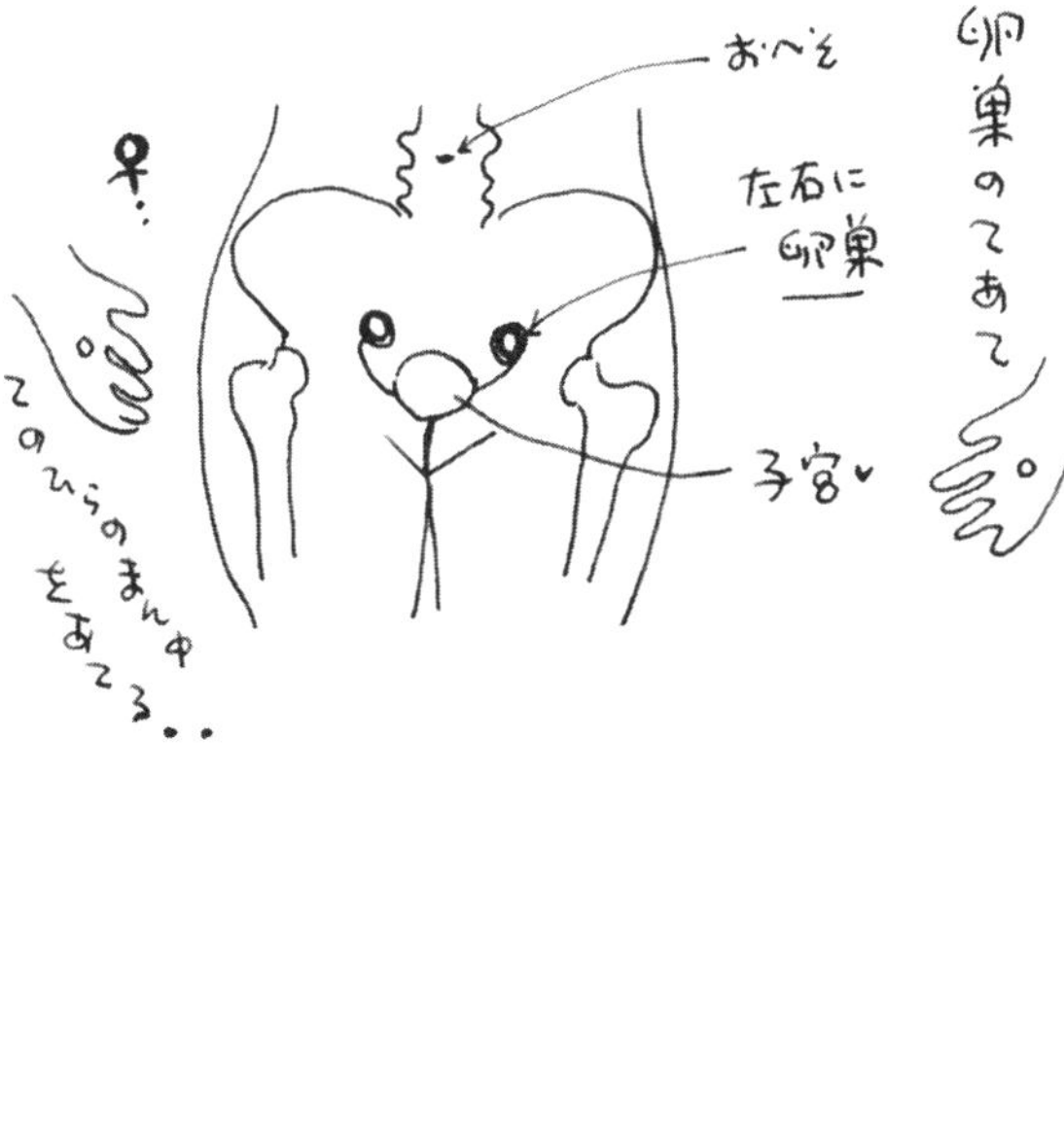

子どもがほしい方へ

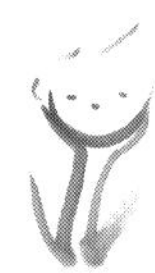

女性の妊活

子どもがほしい方は、まず月のリズムを整えましょう。月経は、月に一回骨盤が大きく開いて閉じる出産の予行演習のようなもの。骨盤が開き、また閉じてゆく、そのどこかに気持ちよさがあることを探してみましょう。

そして排卵日には、喉や声の感じが変わるなど、人それぞれ独特の感覚があるので、まずは「あ、今日、排卵日かな」と気づけるように。温度計や検査薬ではなく、感覚でわかるようになると、体の感度が上がり受胎もスムーズになります。

「妊娠は勘」です。本能的な感覚にまかせると、パッと妊娠してしまうことも多く、勘が働くと胎児の成長も順調。するっと自然に生まれ、子どものしてほしいことが感覚的に分かるので、子育ても楽に、自然に進みます。

「排卵に気づく」ことはもちろん、「足湯」や「目の温湿布」など、骨盤の動きをよくすることはすべて勘を磨く方法です。女性の骨盤は幅広でしっかりしているので元々勘がよく働きます。自分の勘を信じて、大切なパートナーと活き活き過ごしましょう。

足腰や後頭部の打撲、手首・足首の捻挫は、骨盤の運動を鈍らせることがあるので、気をつけてください。古い打撲でも、わずかでも違和感を感じるようでしたら、必ずその「打った場所にてあて」をしてください。

予防接種などで、おたふくかぜを自然に経過していない時は、「耳下腺のてあて」と、「足首のてあて」をします。ご家族に、子供の頃おたふくにかかったか、熱が出て下がったか、聞いてみてください。

男性の妊活

男性も、おたふくかぜを自然に経過していない場合は同様に、「耳下腺のてあて」と、「足首のてあて」を。発育不全や機能不全が改善していきます。

また、夫婦で「後頭部・肩甲骨・骨盤のてあて」をお互いにするのはとてもよいものです。後ろからふわっとやさしくふれて、頭の後ろ、肩の後ろ、骨盤と、順に降りていきます。骨盤の動きがよくなるだけでなく、お互いの気が交流しやすくなり、不思議とよい子を授かります。

性行為もダイナミックな骨盤の収縮・弛緩運動ですから、行為が自然に運ばれていくことで、骨盤がより気持ちよく動くようになり、行為後におだやかな充足感と心身の深いゆるみがあると、受胎しやすくなります。

行為後に「やさしく首をなでる」のも、妊娠の誘導になります。甲状腺も妊娠と深く関わっているからです。

月経を終える方へ

更年期の症状

月経が終わってゆくタイミングは、体の転換期。いわゆる更年期的な変動が現れやすくなります。元気だった方でも急に体力が落ちたり、貧血でふらふらしたり、筋腫や腫瘍ができるなど、急激な体の変化に追いつかず異変を感じることも。

女性は生命力が盛んで、どんな状況の中にあっても野生の勘を働かせて柔軟に生き延びていく力が強いのですが、その力の源は大きくしっかりした骨盤と、その内にある命を育む力です。だから、月経を終える更年期は、女性が最も弱くなる時期です。忙しいからと無理をせず、しっかり体のメンテナンスをしましょう。更年期を越えると、心身ともに安定したいわば「第二の人生」がやってきます。

更年期の気功レシピ

つかえていた骨盤の動きがスムーズになると、更年期的な症状は消えていきます。「春の気功とてあて」を続け、「仙椎《せんつい》のてあて」を習慣にしましょう。骨盤の後ろを、ゆっくり上下になでて、てあてします。下半身がぽかぽかと温まってきます。

「首」と名のつくところは、骨盤と連動しています。子宮の異常は手首、卵巣は足首、貧血は首、のぼせ・ほてりは首と腰。ゆっくり回したり、なでたり、温めたり、てあてしながら、動きをしなやかに。手を酷使していた方は、手首をお湯につけて温めてから「手首のてあて」を。足首は「足湯」、更年期のすべての症状に有効です。首をゆるめるには「あくび」と「首まわし」。のぼせ・ほてりには、首の後ろ側、真ん中あたりのてあて、鼻のてあてと温湿布を。首がスッキリすると甲状腺機能が回復してきます。腰を元気にする「脇腹のてあて」も気持ちよいもの。腰に力があると肩や頭が楽になります。

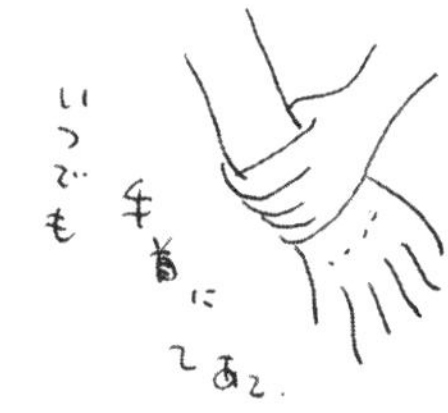

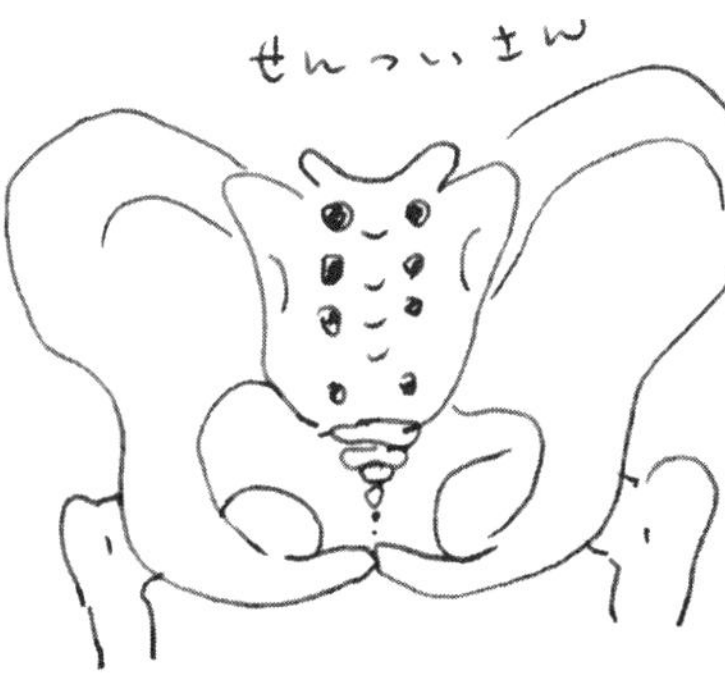

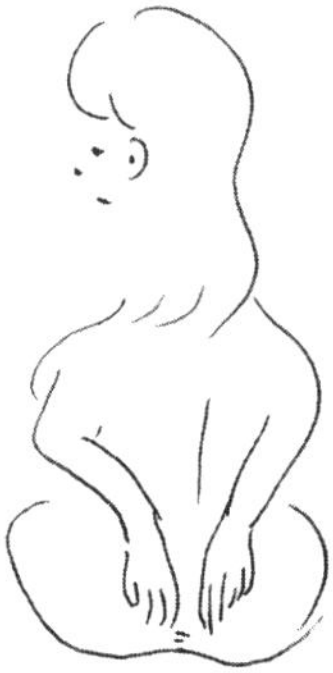

春の心と暮らし

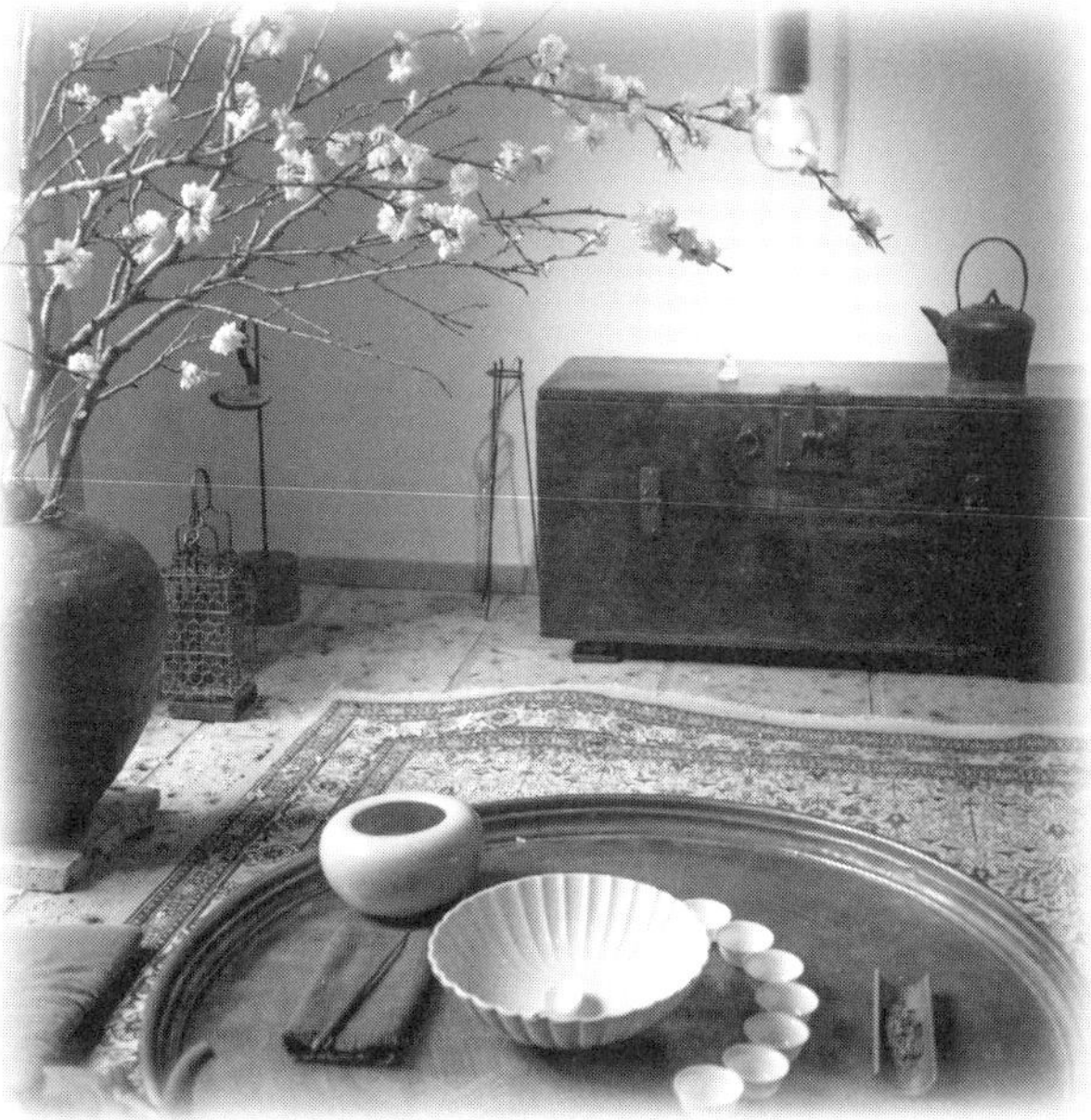

散歩と花見

草木が芽吹き、梅、桃、桜と次々に花開く春。外へ出て自然を味わうと、体も自然と感応して、春らしい心地よさに満たされます。お花見シーズンですが、酔ったりはしゃいだりする賑やかなお花見ではなく、肌で自然を感じて花を愛でる、ゆったりとお花見をしましょう。

吉野や蔵王、京都嵐山をはじめ、桜は御神木として広まったので、日本各地に桜並木があり、街を歩いていても至る所に桜の木があります。散歩をしながら、ふと足を止め、桜の気配を感じてみましょう。早朝から午前は、人も少なく自然を感じやすいのでおすすめです。手に荷物を持たず、マイペースで気持ちよく歩くと、骨盤の調整にもなります。

妊娠中の方もお散歩を。骨盤の動きがしなやかになって、元気な子がするっと生まれやすくなります。

もちろん、誰かと楽しく笑ったり語り合うことも大切です。時には一人で静かに、時には、心をゆるせる誰かといっしょに、一期一会の幸せな今を味わいましょう。

春の山菜

雪の下でフキノトウが芽を出すと、もう春の到来。山菜は、新しい芽吹きの力と勢いが宿る春の味覚の代表です。

春以降の活動的な季節に向けて大切なのは、まず体のお掃除をしておくこと。春の山野草の苦味をおいしく感じるのは、自然な排泄欲求が高まるからでしょう。春にお腹を下すことがよくありますが、その後は、下腹が引き締まって活動しやすくなります。

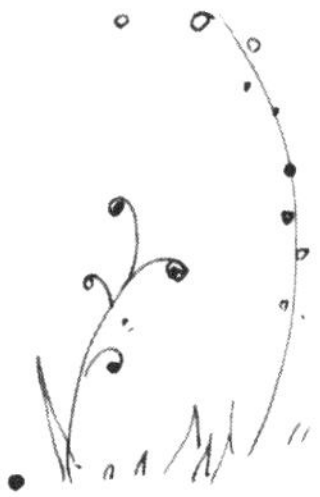

新茶の香り

いちばん初めの柔らかな新芽には、やさしくてフレッシュな独特の香りがあり、私のようなお茶好きにとっても春は待ち遠しい季節です。

喫茶の文化は、禅と共に大陸からやってきて、日本にも広く定着しました。茶道というと、ちょっと堅苦しい印象もありますが、禅や瞑想のすばらしい境地を味わう簡単な習慣として、心を込めて茶を点《た》てていたのですから、凛とした集中の中にも、ほっとくつろぐような柔らかさを合わせ持っています。

庶民に喫茶が広まったのは江戸時代の黄檗《おうばく》僧、売茶翁《ばいさおう》の活躍がありました。京都東山に通仙亭というささやかな茶店を開き、紅葉の東福寺、春の嵐山など、自ら茶道具を担いでは各所で店を出し、貧富誰彼分け隔てなく茶をすすめては、禅の心を説いて回りました。画家の伊藤若冲も売茶翁の影響を受けた一人。晩年は売斗翁と自ら称して、わずか米一斗で絵を売りながら、石峰寺に千体もの石仏を作りました。若冲は庶民に絵をふるまうことを通じて、売茶翁は庶民に茶をふるまうことを通じて、広くやさしく仏の世界を伝えたかったのでしょう。

お茶を飲む習慣は、とても手軽な瞑想法。茶葉と器を選び、お湯を沸かし、ちょうどよい頃合いを見ておいしいお茶を淹れる。一つ一つの準備や所作が心を順に鎮め、ある集中感が生まれていきます。そして、ふっとよいお茶の香りをかぐと、思わず大きく柔らかな息になり、口に含んで味わうと、体中がリラックスして幸せな気分に満たされます。

春の新茶の香りを楽しみながら、自由で広々とした境地に遊んでみるのも一興です。

夢を描く

春は夢見心地。昼間でも眠くなるのは、骨盤が開いてゆるんでいるから。夜に見る夢は無意識の大掃除。昼間の夢は、無意識の設計図になります。

「こんな風になりたいな」「こんなことがあるといいな」と思ったら、夢をどう叶えるかは二の次にして、まずその夢が叶った状態を空想して、その幸せな感覚を味わいましょう。

これを「幸福感の先取り」と言います。幸福な出来事の先取りはできませんが、幸福な感覚は好きな時に先取りして味わうことができます。そして「幸せと感じている」ことそのものが、実際の幸福です。

幸福感の先取りをしておくと、今が幸せなだけでなく、あとから実際にその幸せなことが起こりやすくなります。これは無意識の設計図の中に、その夢がはっきり書き込まれたからです。どうしたら夢が叶うかと考えるのは意識の働きで、空想して味わうことは無意識的な働き。体が直接反応すると考えたらわかりやすいでしょう。いくら考えていても行動が伴わなければ夢は叶いませんし、体が勝手に動き出すようなら夢は自然に叶っていきます。

春は、新年度、新学期など、新しいことが始まるタイミング。体がゆるみ、心も開放的になっているので、幸せ感も味わいやすく、夢を思い描くのによい季節です。春らしい、明るくて、心地よくて、ぽかぽかの夢を思い描いていきましょう。

夢を描くことで体も変わります。空想したことに一番素直に反応するのは骨盤。具体的な夢が思い浮かばない時でも、にこっと微笑んで、なんだか幸せな感じを味わうようにすると、骨盤の動きが柔軟で力強くなり、体は日に日に元気を増していきます。

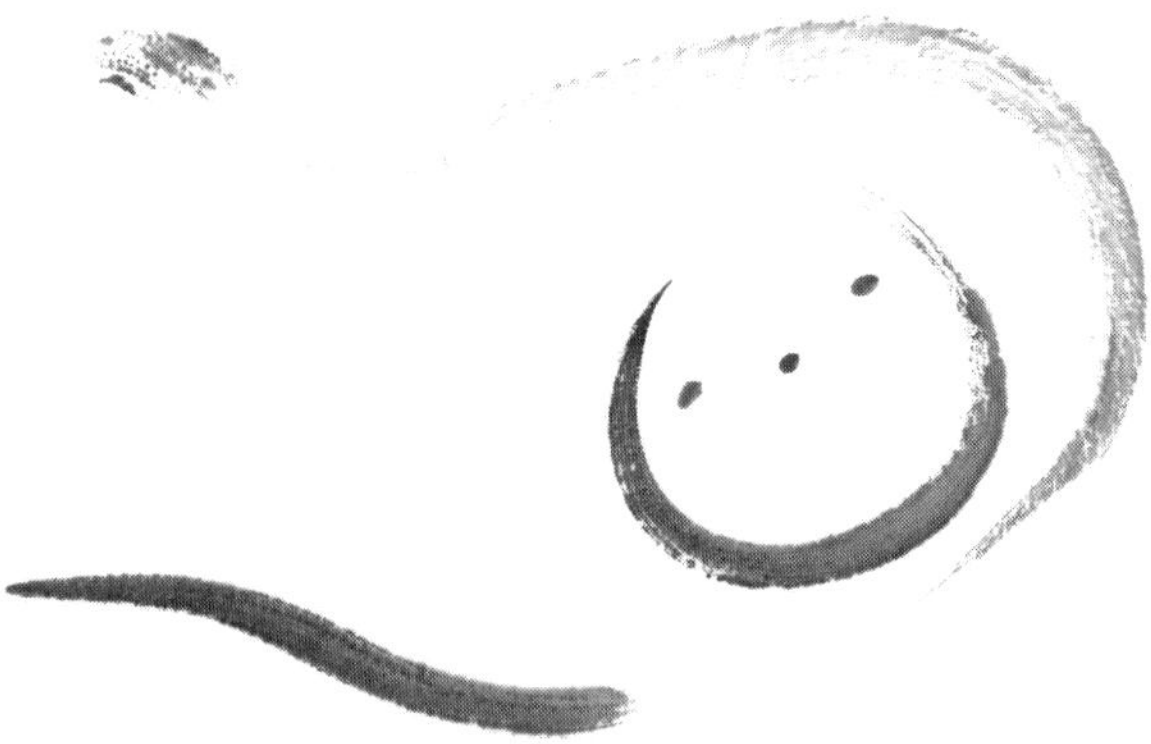

コラム

人生の春

…誕生期

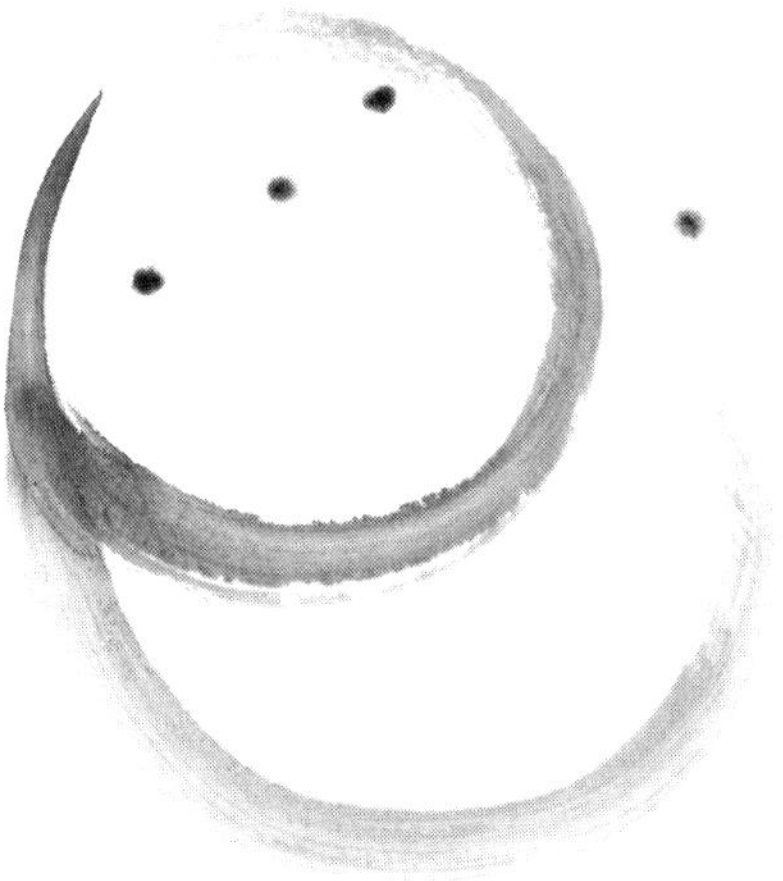

愛を知る時期

人生を四季にたとえると、春は誕生前後の時期。受精から出産、三歳あたりまでの幼少期がいわば、人生の春です。

ぽかぽかの愛にすっぽり包まれて、嫌なことやたいへんなことはできるだけ少なく、安心で快適で気持ちよい状態を保つことが、この時期の心得です。この時期にたっぷりの愛の中で育った子は、しっかり自立していきますし、惜しみない愛をまた誰かに手渡していくようになります。

カニババを出す

赤ちゃんが生まれたら、まず宿便を出します。肝臓のあたりに手をあてて、しばらくはミルクや母乳ではなく、お白湯などを飲ませておくと、真っ黒でベトベトのウンチがどんどん出てきます。いわゆるカニババです。まず最初に要らないものを出して、腸がきれいになってから母乳を飲み始めると、栄養の吸収がとてもよく、体力がぐんぐんついていきます。

アトピー、アレルギー喘息など、成長期によくある皮膚や呼吸器系の症状もカニババをしっかり出しておくとほとんど出会わなくて済みますし、体力がある子どもは、自力でどんどん成長し、病気や怪我の時にもサッと短期間で乗り越えていくので育てるのがとても楽です。

栄養を充実させる

赤ちゃんの体はものすごい勢いで増殖成長していくので、栄養が最も必要な時期。特に臓器や体を作る動物性の栄養が必要です。繊維質やローカロリーが健康にいいというのは食べ過ぎている大人の話で、おかゆや野菜ばかりでは、赤ちゃんの栄養は圧倒的に不足します。三ヶ月あたりまでは、母乳が赤ちゃんにとっての完全食。それ以降首がすわってからは、新しい味に少しずつなじみながら、だんだんに食べ物を増やし、栄養を満たしながら食の楽しみを広げていきます。「生後十三ヶ月までの栄養の充実」が、健康で丈夫な体を創るポイントです。

逆に、最も栄養が必要なくなるのが更年期です。

心に幸せの種をまく

赤ちゃんに愛情を集める。出すものを出し、必要な栄養をしっかり取り入れる。それだけのことがとても大切で、しっかり実行すれば着実な実りがあります。

この時期に心の中に入ったことは、大きくなってから次々と実現していきます。だから、話しかける言葉もていねいに選び、きつい目で見たり、感情的に怒ったりすることのないように、親の心の修養も必要な時。赤ちゃんにしつけは不要、無心に興味のまま、安全に世界を広げていけるよう、気を配ります。

子どもたちは、幸せをたっぷり味わいながら、心の中に将来の幸せの種をまいていくのです。

第二章

初夏と梅雨

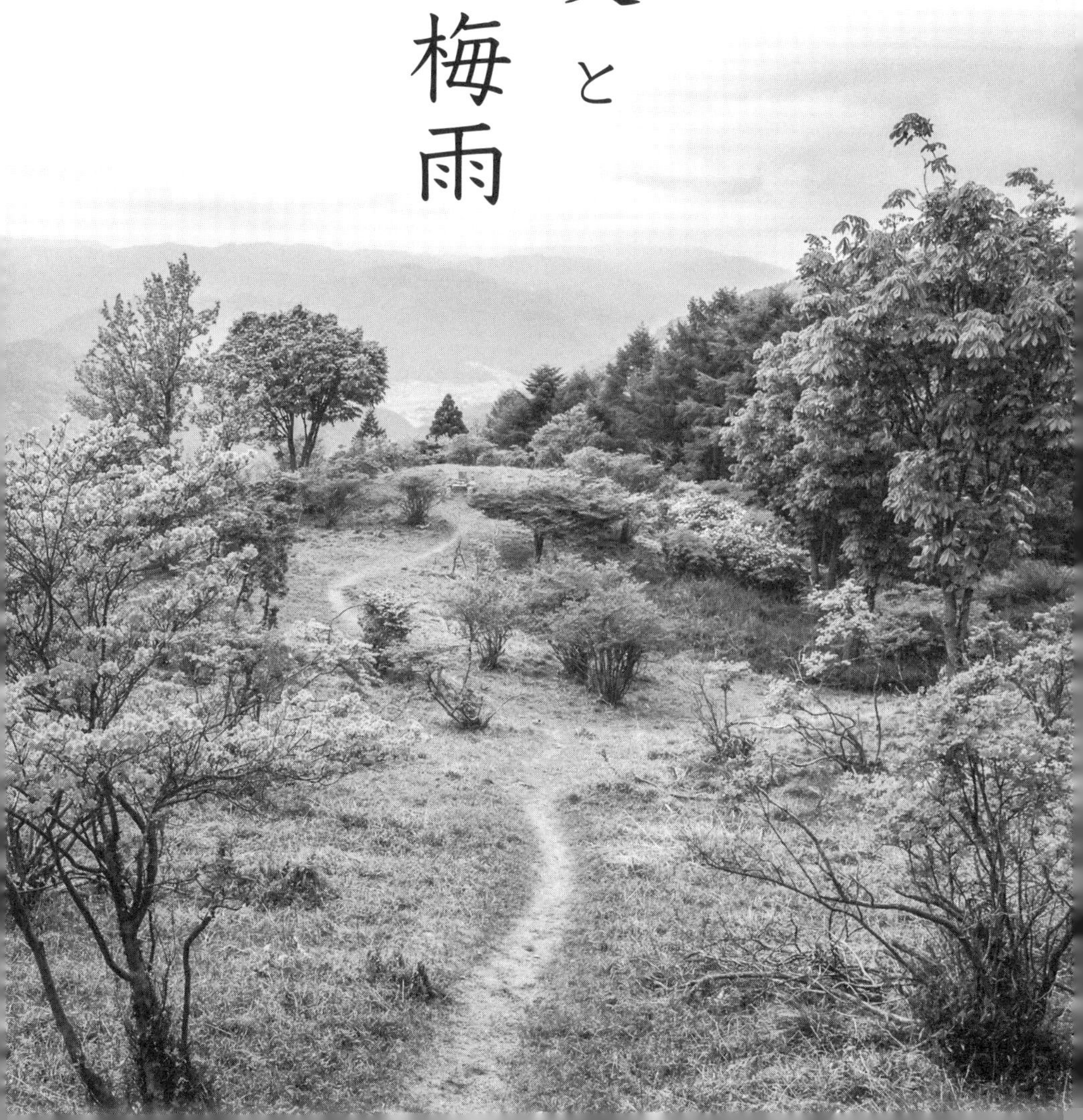

伸びていく初夏

体力を養う時期

緑がまぶしい初夏。草木がぐんぐん伸びていくように、体に勢いがあって成長の大きな季節。そして夏に向けて体力をつけていく時期でもあります。

体力とは何でしょうか。体力とは、走るスピードや遠くまでボールを投げられることだけではありません。あらゆる生命活動が活発に行われていること、つまり「生命力そのもの」が体力です。

深く息をしてくつろぎ、おいしくご飯を食べて消化し、ぐっすり眠り、スッキリ気持ちよく目覚める。病気は早期に回復し、多少の困難やつらいことがあってもすぐ立ち直り、解消してしまう。それが本当の意味で体力がある状態です。

体力とは、握力や背筋などの筋力だけではなく、生きるために必要なすべての体の力。だからこそ、体力を培うことがとても大切なのです。体力がつくと、比例して身体活動も活発になりますから、日常に必要な運動能力も自然について、自ら進んで何でもするようになります。生きていく根本の力を養うためには、今までの体力トレーニングとは別のやり方が必要です。

消化吸収と排泄

生命活動を根本から支えているのは、呼吸と食べ物です。栄養をしっかり吸収するためには、まず排泄の力をつける必要があります。赤ちゃんもはじめに宿便を出して、それからどんどん栄養を吸収していきます。同様に、初夏には体の排泄力を高めることが大切。要らないものを出すことができれば、吸収の力は自ずとついてきます。

そして初夏は、ローカロリーに。食事を見直して栄養価を落とすことで、吸収力がつきます。体力がない時に無理に減食しても、ただ衰えるだけですが、初夏のような勢いのある時期には、減らしてもなお、少ない中から栄養を吸収しようとするので、吸収力がついて、しっかり体力がついていくのです。

体力を充実させるために、栄養を落とす。要らないものをどんどん出す。初夏はそういう時期です。

肝心要の肝臓

体内の解毒排泄機能は肝臓に集中しています。だから初夏には、しっかり肝臓のケアをして肝機能を高めておくとよいのです。

「肝心要《かんじんかなめ》」と言われるように、「肝臓」は健康を左右する重要なところ。民間の伝統療法では、ゆでたこんにゃくをタオルにくるんで肝臓にあてる方法がよく使われました。「こんにゃく温法」は慢性的な症状や難病に卓効がありますが、正常な範囲の肝機能を底上げする目的であれば、少し食を落として肝臓を休憩させてあげたり、手をあてておだやかな温かさが伝わるだけで、肝臓は元気になります。

肝臓が元気になると、毒の分解と排泄が次々と進んで、初夏らしい爽やかな体になります。逆に肝臓がくたびれていると、どこかどんよりとした重い体になります。「爽《さわ》やか」というのは「毒気が抜けてスッキリしている」という意味で、体内のデトックスが進むと心も晴れ晴れしてきます。

肝臓のケアを続けていくと、胸が開いて呼吸がしやすくなり、息が深くなると眠りも深まって、心身の疲れがすっと抜けていきます。

のびやかな体へ

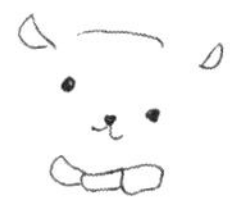

肝臓と呼吸のつながりは、とても密接です。

一つには、栄養の吸収と排泄が、酸素を取り入れて二酸化炭素を吐き出す呼吸の働きと連動しているからです。たくさんの栄養を吸収しても、酸素がなければエネルギーとして燃焼させることができません。ですから消化吸収能力に比例して、呼吸能力も上がります。

皮膚の状態が変わるのも、大きな要因です。肝臓が元気だと、皮膚がとても美しくなります。体表面だけでなく、内側の皮膚である腸管や肺の内面も綺麗になることを想像してください。気持ちよく深い息ができる感じがしますね。

すべての生体内反応にはエネルギーが必要ですから、呼吸の能力が体力の土台。初夏には、肝臓を元気にして呼吸の力をつけていくことで、一年を快適に過ごす体力が養われます。特に夏の過ごしやすさは格段に違うので、暑さが苦手な方ほど、この時期に肝臓をいたわるとよいのです。

胸が広がって息がしやすくなると、心と体がのびのびします。五月五日は端午の節句、子どもの成長を願う日です。ちょうど成長期の子どもたちのように、初夏は、関節が広がって手足が伸びていく感覚があります。体が動きやすく、運動も活発になります。季節的に、のびやかな気持ちよい動きがぴったりで、のびやかな動きをしていると、胸が開いて呼吸がしやすくなる、という相互作用があります。

梅雨に入ると、湿度が高く、皮膚と呼吸が停滞しがちなので、力をほどよく抜いて、手足が楽に伸びるような動きで心身をすっきりと。

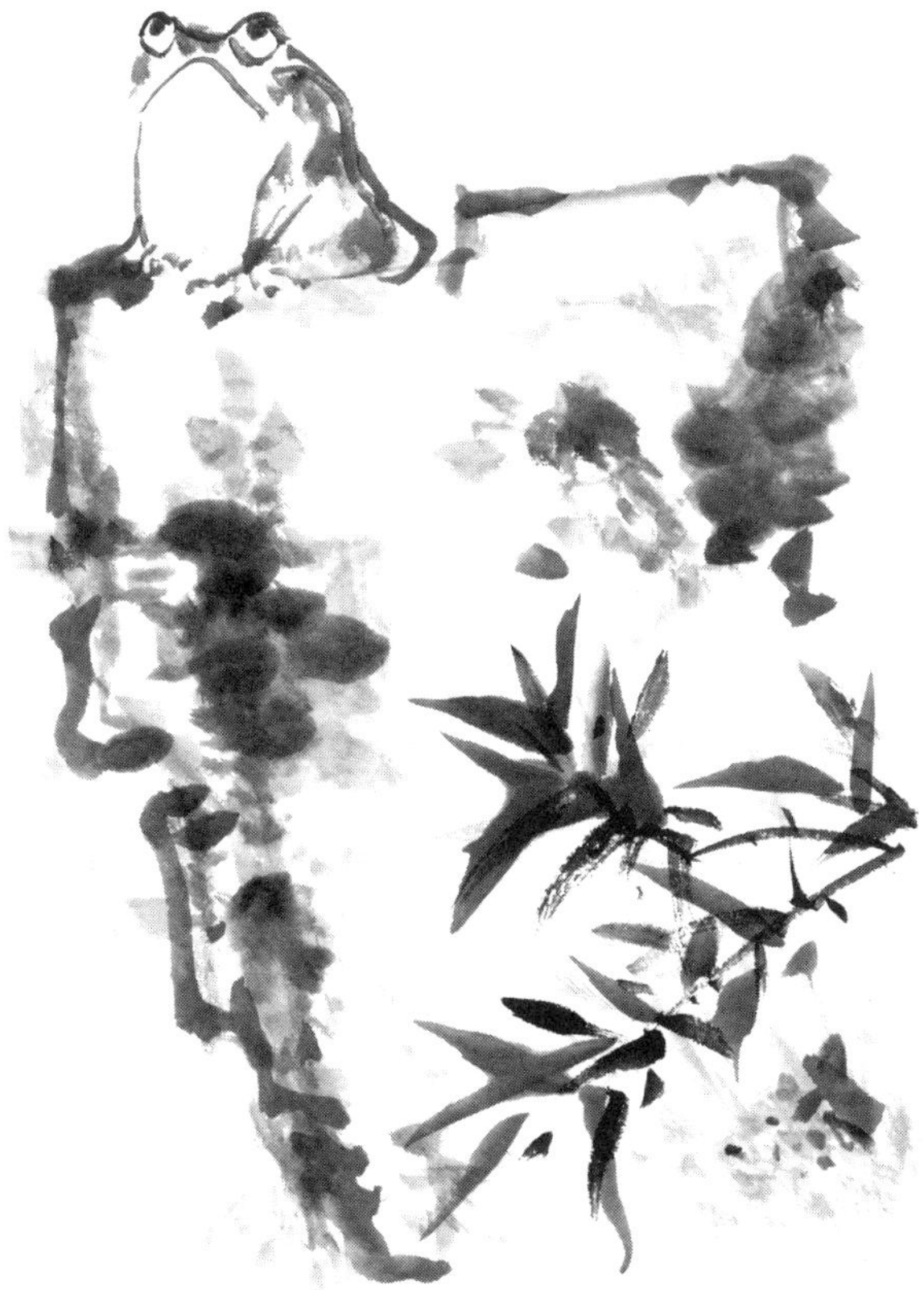

初夏の気功とてあて

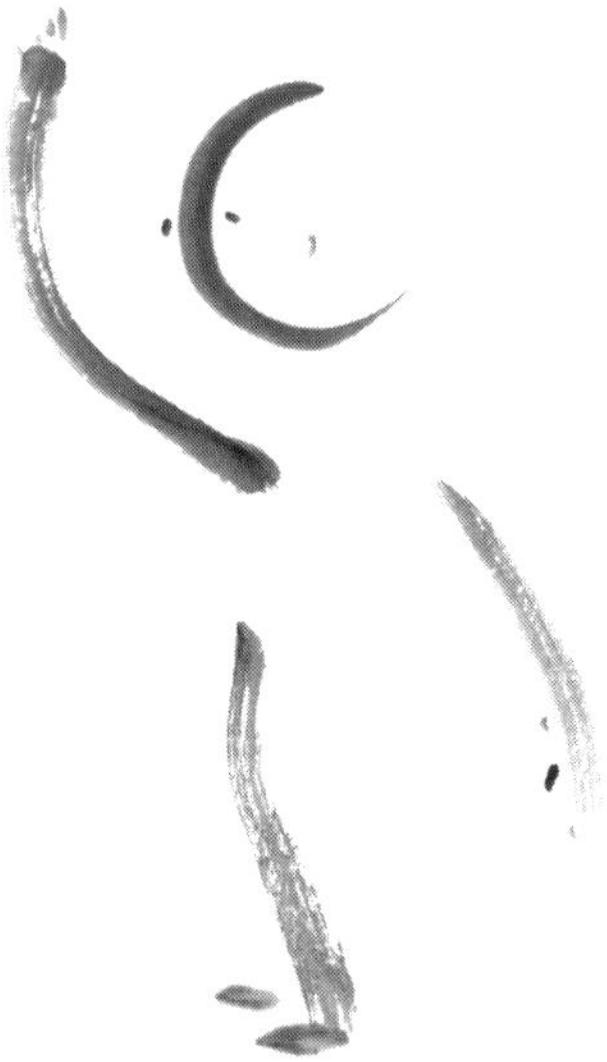

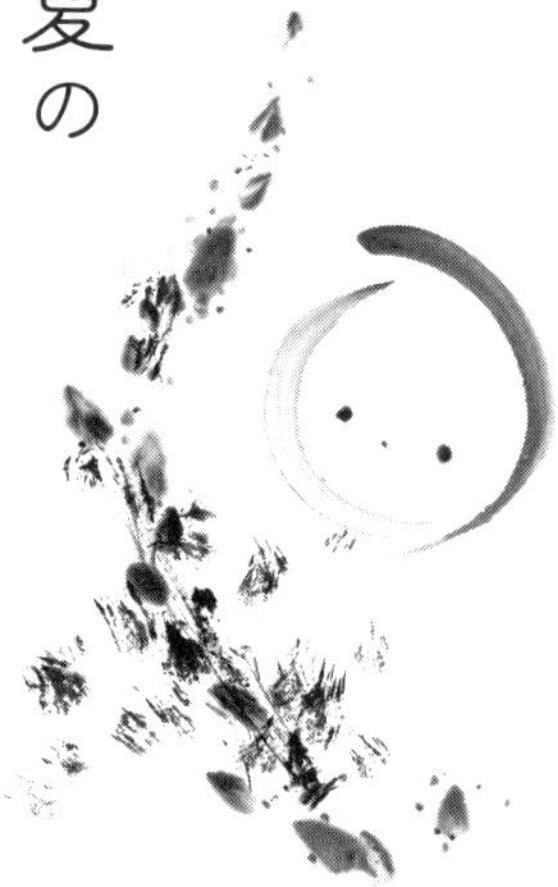

腕まわし

楽々と、のびやかに。
片手ずつ、大きく腕をまわします。

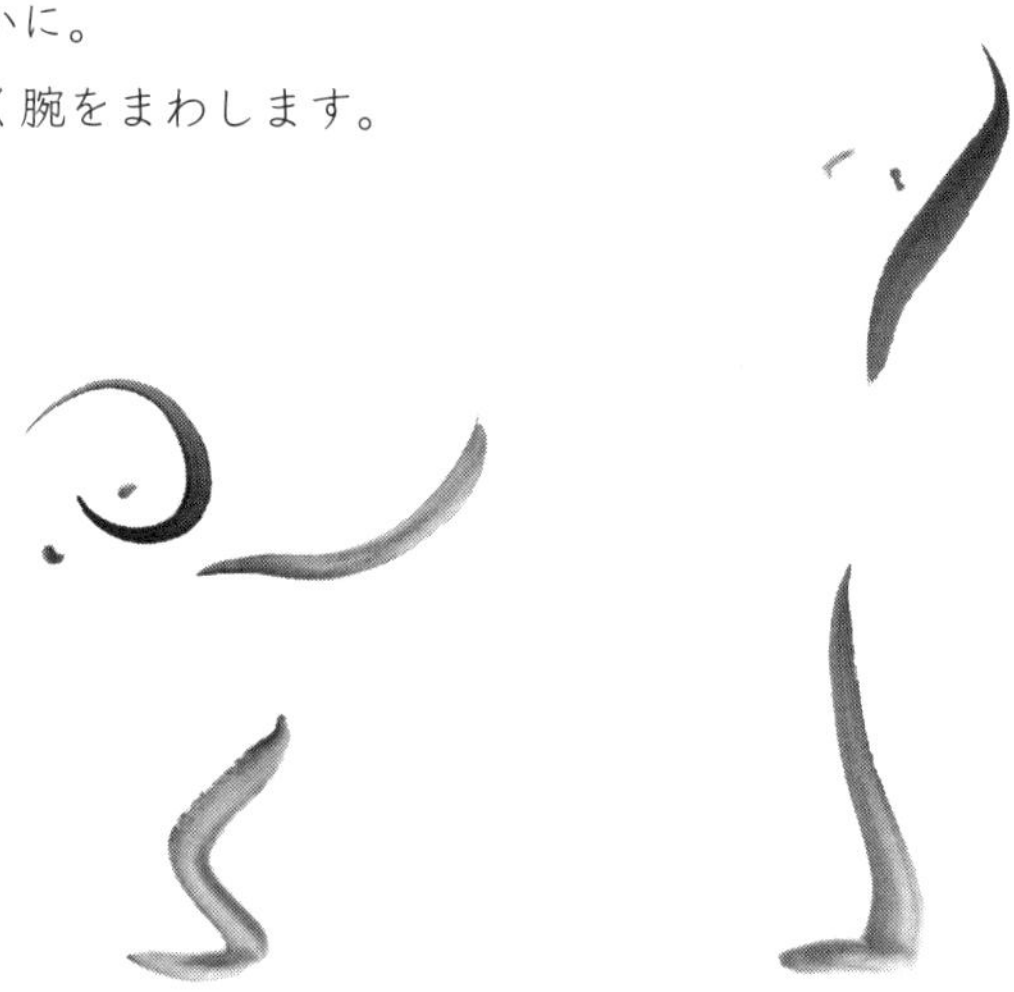

大きなふりこ

ストンと落ちた腕が、
後ろへスイング。
すっと大きく伸び、
後ろへそります。

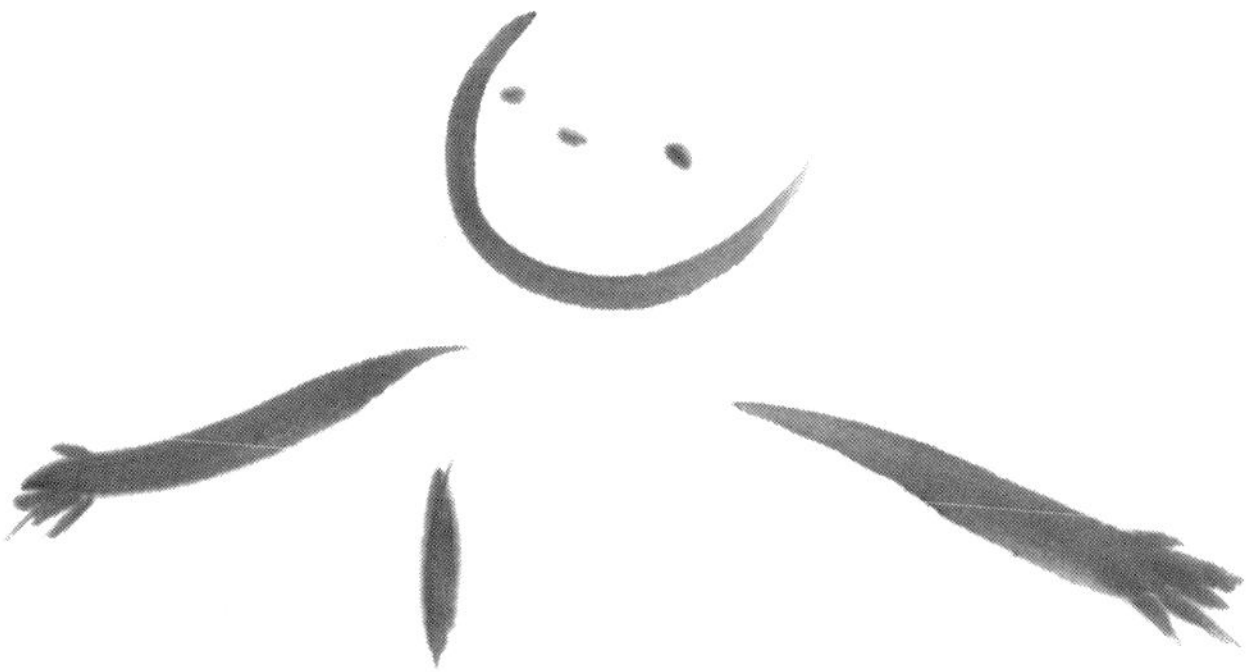

胸を開く呼吸

おだやかに腕を広げて、
指先から遠くへ息を吐きます。

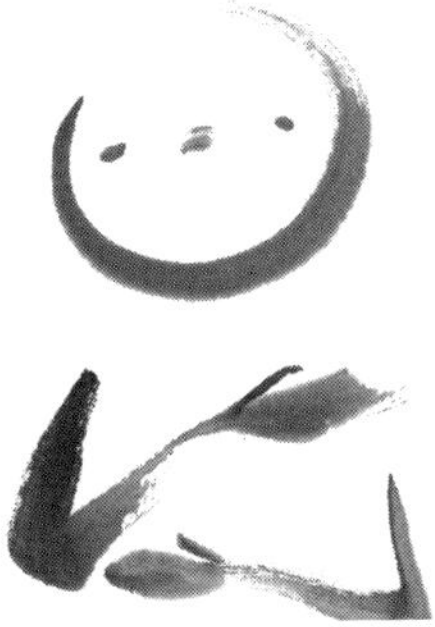

肝臓のてあて

片手を肝臓に
片手を心臓にあてて
ゆっくり息をします。

そけい部のてあて

足の付け根のところ、
そけい部に手をあてて
ゆっくり息をします。

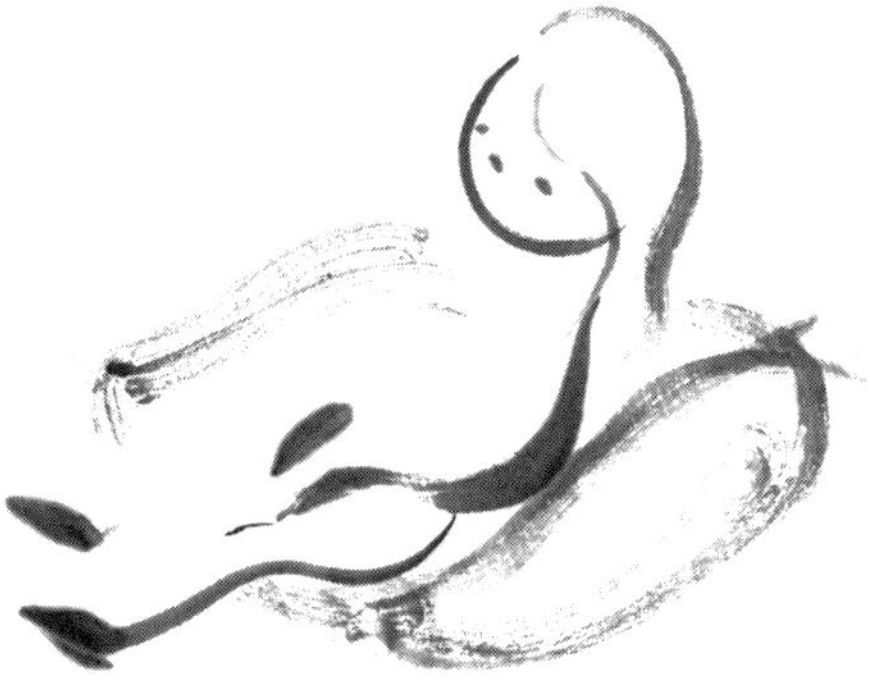

腕まわし

肩のストン

ギューッと肩を持ち上げて、
ストンと落とします。
肩が耳につくようなつもりでギュッと持ち上げ、
いっぺんに全部の力を抜くようにストン。
数回で肩が楽になります。

腕のぶらぶら

体をちょっと横へ傾けて、
片手ずつ、ぶらぶらぶらっと腕を振ります。
肩、肘、手首、指、
全部の腕の関節がほどけていくように、
軽々と気持ちよく。
左右交互に、2、3回ずつ。腕が楽になります。

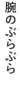

片手ずつの腕まわし

全身の関節をゆるめて、楽に立ち、
片手ずつ、ぶらんぶらんと腕を振ります。
はじめは小さな動きで。
ブランコをこぐようにだんだん大きく。
腕の動きに体が自然についてくるようにします。
無理のない楽な範囲で、気持ちよく。
一番上まで、大きな動きになったら、
そのままグルンと大きく腕をまわします。
ぶらんぶらん、グルン。
ぶらんぶらん、グルン。
前からも、後ろからも。
はじめはゆっくり、慣れたら自然に。
腕の力ではなく、遠心力で動くように。
だんだんに小さな動きになって、
反対の腕も同じように。

腕の力を抜いて、伸びやかに自然に動くのがポイントです。はじめに肩や腕の緊張を抜いておくと動きやすくなりますし、楽々と気持ちよく動いていると腕や肩、そして全身がほぐれていきます。

腕が伸びていく時には体も伸び、腕がストンと落ちる時には膝がゆるんで体も沈みます。右を回している時には右半身、左の時は左半身の連動を感じながら動きます。

初夏らしいダイナミックな動きですが、痛みがある時には無理をせず、小さくてもよいので、必ず気持ちいい範囲で動いてください。

大きなふりこ

腕のストン

楽に立って、心地よくリラックス。
指先に糸がついていて、
すーっと天から吊り上げるように、

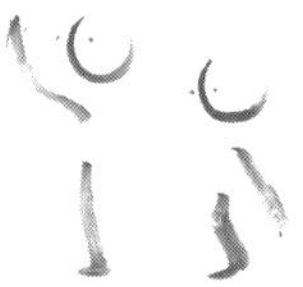

前からゆっくり腕が上がります。
プツンと糸が切れるようにストンと腕が落ち、
ぶらぶらっとゆれます。
腕の力を全部抜ききるようにして、
ストンと落ちる時に膝がゆるんで体が沈みます。
何度か繰り返します。

大きな前後のふりこ

腕のストンから続けて、
ストンと落ちた腕が前に戻る波に乗って、
すっと腕が上がり、またストンと落ちて、
すっと腕が上がり、またストンと落ちて、
リズミカルなスイングを繰り返しながら、
だんだんに動きを大きくして、
体が反って、胸が開き、
すっとまるまるようにして、後ろへスイングし、
大きく、のびやかな動きを楽しみます。
楽で自然な息を保って、

息を詰めたり、こらえたりしないように。
だんだんに小さな動きになって、
ゆっくり止まります。

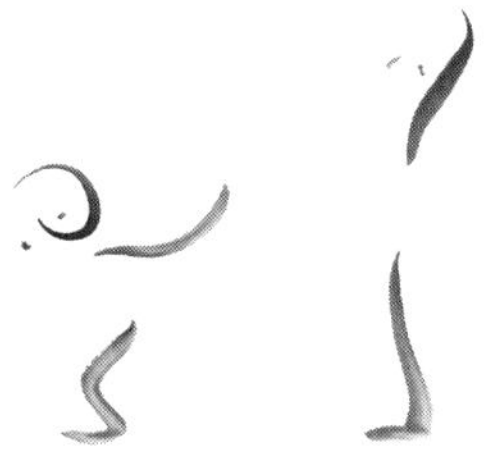

胸が開いて腰が反ると、自然に大きな息が入ってきます。ストンと腕が落ちて体が丸まると、自然に大きな息を吐いてしまいます。背骨が丸まる、反るという前後の繰り返し運動は、そのまま、吐いては吸う呼吸の動きに重なります。呼吸は意識せず、自然に任せましょう。終わった頃には、自然に息が深くなっています。

指をのばす

指を伸ばす呼吸

一本ずつ指を伸ばします。
親指から順に、
ふーっと指先から息を吐くようなつもりで、
ゆっくり遠くへ指を伸ばし、
ふっとゆるめます。
人差し指、中指、薬指、小指と伸ばし、
伸ばしにくい指があれば、その指だけもう一度。

胸を開く呼吸

立つ、座る、横になる、どの姿勢でも。
楽な範囲で、おだやかに腕を広げ、
手の指も開きます。
ふーっと指先から息を吐くようなつもりで、
全部の指を、ゆっくり遠くへ伸ばし、

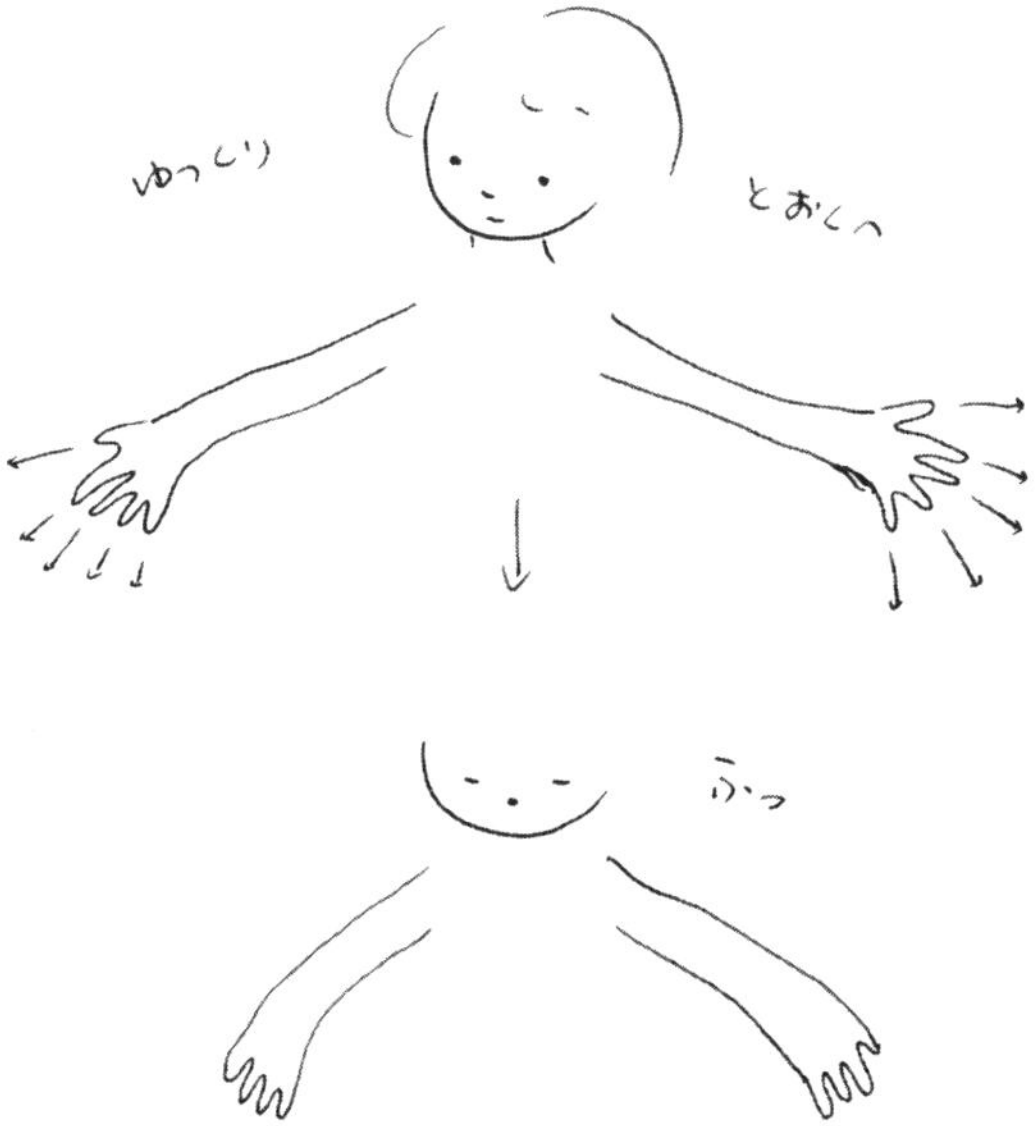

ふっとゆるめます。

伸ばすと胸が開いて腰が反り、
ふっとゆるむと、腰もゆるんで強張りが抜け、
そのあと、すーっと大きな息が入ってきます。

吐く息にそって、ゆっくり遠くへ伸びていくイメージで。指が伸びると全身が伸びやかになり、すぐに呼吸が変わってきます。

逆に、指を痛めると、息苦しくなり、ひどい時には呼吸困難になることもあるので、指の打撲には気をつけて、打ったり、挟んだりした時は、その場でじっとてあてをしてください。

肝臓のてあて

肝臓を押さえる

右の肋骨のカーブにそって、
お腹を何箇所か押さえます。
ふーっと息を吐きながら、
肋骨の奥へ指が入るように。
吐ききったらふっとゆるめます。
違和感のある場所だけもう一度。
強く押さえるのではなくて、
呼吸にそって柔らかく指を入れ、
ふっと一瞬で力を抜くのがポイント。

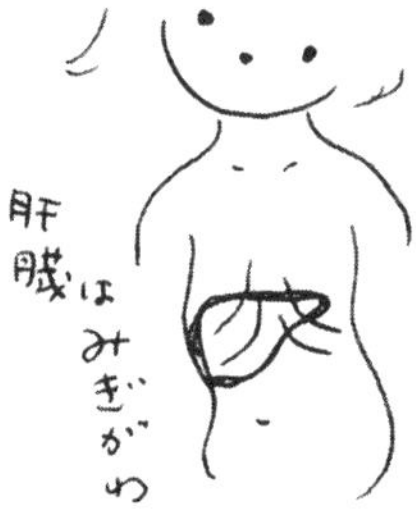

肝心のてあて

楽に座る、あるいは横になってリラックス。
片手を肝臓に、
片手を心臓の位置にあてて、
肝臓と心臓を同時にてあてします。
呼吸は楽にゆっくり。
腕の力もできるだけ抜きます。
しばらくしたら自然に手を離します。

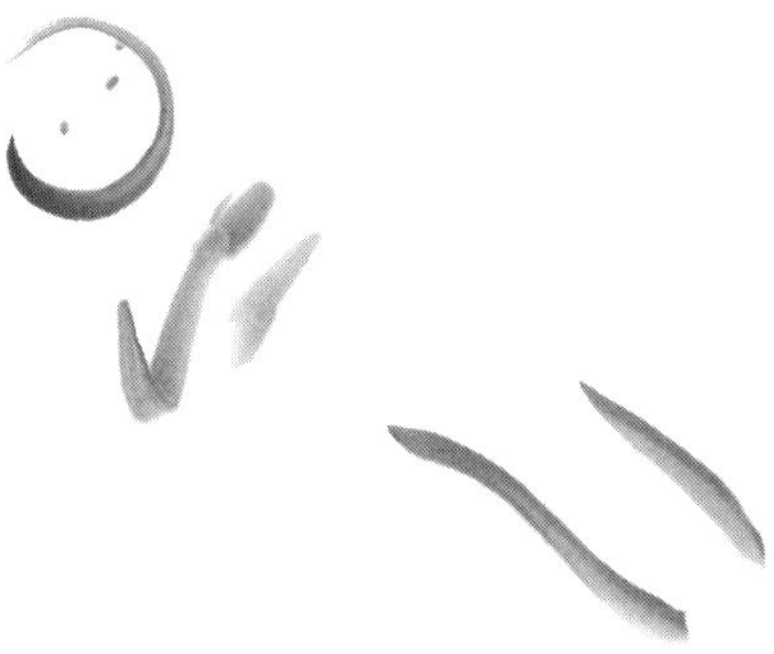

肝臓は右肋骨の下部で横隔膜の下。心臓は胸の中心から少し左にあります。

肝臓には二つの血液の流入があり、一つは腸管の栄養を運ぶ門脈、もう一つが心臓と直接繋がる肝動脈です。門脈は静脈なので酸素が少なく、肝臓を元気にするには新鮮な酸素をたくさん含んだ心臓からの血流がとても大切です。また肝臓は横隔膜と接して呼吸にそって上下しているので、肝臓がゆるんでやわらかになると、呼吸もすぐに楽になります。

初夏は、まず肝臓。簡単なてあての習慣で、しっかり体力がついていきますので、健康の貯蓄と思って続けていきましょう。

そけい部のてあて

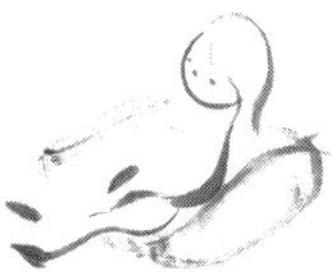

そけい部を押さえて、てあてする

足の付け根の内側、そけい部を軽く押さえます。押さえてみて痛いところ、固いところ、違和感のあるところがあれば、そこに手をあててリラックス。呼吸をゆっくり楽にします。しばらくしたら自然に手を離します。ソファーなどにもたれるとやりやすいです。

肝臓とならんで、初夏に大切なてあてです。ぐっと気温が上がってきた時に、何日か続けて、そけい部のてあてをしてください。

そけい部は古い打撲の急処です。そけい部にてあてをしていると、古い傷跡が痛むことがあります。痛みが出てきた場所にもてあてしておきましょう。痛みが消えたら、それで一つ打撲の悪影響が抜けたことになります。

初夏　気になる症状とお腹のケア

古傷が痛む　…過去の打撲とそけい部

初夏に古傷が痛むのは、体に勢いがあって、乗り越えていこうとする力があるから。打撲は生命力を減退させる代表的な外傷ですが、すぐにてあてしておくと、影響を少なくしたり無くすことができます。

打撲したあとは、極端な体の鈍りが生じます。体の一部が硬化して無反応になるのです。その場で、てあてしていると、ゆるんで反応が出てきて、一度痛みが強くなりますが、あとはたいてい自然に回復していきます。

打撲のてあては、早ければ早いほどよく、古い打撲になるほど鈍りが慢性化して、なかなか回復しなくなります。特に注意が必要なのは、後頭部や尾骨の打撲。手や足の指も大きなダメージがあります。私も若い頃はそうでしたが、ほとんどの方は打撲の影響の重大さと回復方法を知らないで過ごしているので、体のあちこちに打撲の影響が残っていて、原因のよくわからない突発的な症状の大部分が、打撲の後遺症だったりするのです。

ですから初夏に古傷が痛むことは、長い目で見ると歓迎すべき瑞兆。打撲の跡が一つ無くなると、体がものすごくスッキリすることも多いのです。

足の付け根のそけい部がなぜ古い打撲と関連しているのかは、謎です。ともかくそけい部にてあてしていると、古い打撲の跡が浮き上がってきて、回復へと向かいます。

赤ちゃんやこどもの打撲は特に影響が大きいので、何かあった時には、サッと無心に集中し、てあてをしてあげてください。打った場所と違う場所が反応することもありますので、その場所だけでなく、全身の中で気になるところがあれば一緒にてあてをしておきましょう。

放っておくと後々まで影響の大きな打撲ですが、すぐにてあてをしておくと、何かひとつ乗り越えて、成長を促す刺激になることもあります。

皮膚のトラブルとデトックス

初夏、特に梅雨に入ると皮膚のトラブルが多くなります。肝臓が働いて、皮膚からも毒を排泄しようとするためですが、排泄がうまくいかないと不快感が強くなり症状も長引いてしまいます。

「肝心のてあて」で、肝臓を元気にして一気に排泄が進むようにしましょう。入浴時に天然の塩を入れるのもよく、入浴してすっきりするようであれば、何度でも入ってください。症状を抑えるのではなく、物理的に毒を出すことが大切です。

「恥骨のてあて」も皮膚系統の変動全般に有効です。お腹から指をおろしていくと、こつんと骨にあたります。その骨盤前側の結合部分が恥骨です。痛みや反応のあるところを軽く押さえて、じーっとてあてします。性ホルモンに関連する場所はすべて、肌をきれいにするところ。耳の下の「耳下腺のてあて」（三五頁）、喉仏の下の「甲状腺のてあて」をすると、肌の張りや艶が変わってきます。

また、脳下垂体がホルモンバランスの中心なので、心が落ち着くことがとても大切です。「心がおちつくやさしい気功」（四一頁）を続けて、肌がきれいになったという報告をたくさんいただいています。

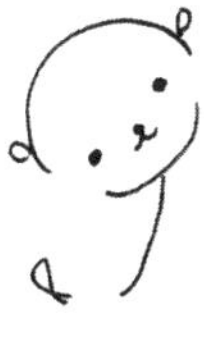

食あたりと下痢

「お腹をゆっくりなでる」…腸の回転にそって、右側を上がり左側を下ります。ゆっくりなでて、違和感があれば、そこに手をとめて、しばらくてあてしておきましょう。いつでもできて、お腹が元気になります。

お腹が痛い時は、温めると楽になります。小さな湯たんぽを抱えてください。ペットボトルでも代用できます。必ずホット用で、タオルにくるみます。

便秘、下痢、腹痛、食欲不振など、お腹の調子が悪い時には、どんな症状であっても、「膝湯」が大活躍します。足湯と同じ要領で、膝下までをお湯につけ、左右差を確認して、温まりにくい側を二分多く温めます。浴槽に腰掛けると楽です（二二二頁）。

「肝臓のてあて」は、食中毒の予防にもなります。体の中の毒の分解と排泄のほとんどを肝臓が担っています。悪いものを食べてしまったら、すぐに吐き出すか、下痢になって出てしまうのが整った体ですが、肝臓が活性化していると、さっと下してしまうことができるのです（六六頁）。

食あたりだけでなく、栄養過多や薬の飲み過ぎの害でも体が重だるくなりますが、それらも中毒の仲間と言えましょう。右足を調べてみましょう。

右足の二指と三指の間が狭くなっていればその傾向があります。右足の第二指、手で言えば人差し指を指の根元からしっかり伸ばしておきましょう。仰向けになって誰かに引っ張ってもらうと伸びやすいです。

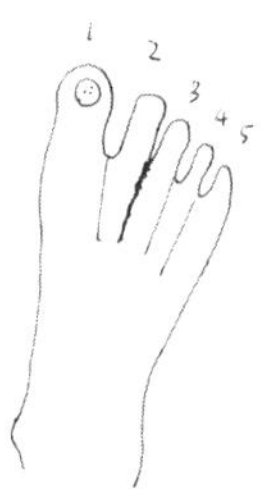

体の毒抜きをする特別なお風呂の入り方がありま す。あく抜きの要領で、ぬるめから徐々に温度を上げて沸かしていきます。上がった後もしばらく汗が出ますので、乾いたタオルでよくふいてください。

体の重だるさと気象病

…梅雨をジャンピングボードに

梅雨特有のだるさやしんどさを、気象病と呼ぶことがあります。もちろん病気ではなく、梅雨の蒸し暑さは誰でも不快なもの、ただ、対応しやすい人と、ダメージを受けやすい身体状況があるのです。

高温と多湿が重なると、一番に影響を受けるのは皮膚です。汗をかいて盛んに排泄したり、呼吸している体表面に水で蓋をするようなものですから、急に重だるく息苦しくなります。

また、湿度が高いと汗が停滞して、皮膚から水分が排出されず、腎臓に負担がかかって腰が疲れてきます。腎臓の働きが鈍っている時には、梅雨はとても不快になります。

気圧が低いのも不快な一因です。高山病と同じで、酸素が取り込みにくくなり、息苦しくなるからです。貧血のようにふらふらするのも同様です。

梅雨は過ごしづらい時期ですが、初夏の「肝臓のてあて」、秋の「腎臓のてあて」「足裏のマッサージ」などを励行し、肝臓と腎臓を元気にしましょう。梅雨になってからではなく、前の準備がより大切です。ていねいに体力をつけてハードルを乗り越えると、夏や秋に体が軽快に動くようになります。

そして初夏と同様に、楽で伸びやかな動きを。音楽に合わせて体をゆすったり、「パッ！」と声を出して指を開くと、すっきりしてとてもおすすめです(八八頁)。大きな声を出すと、意外と爽快になるものです。

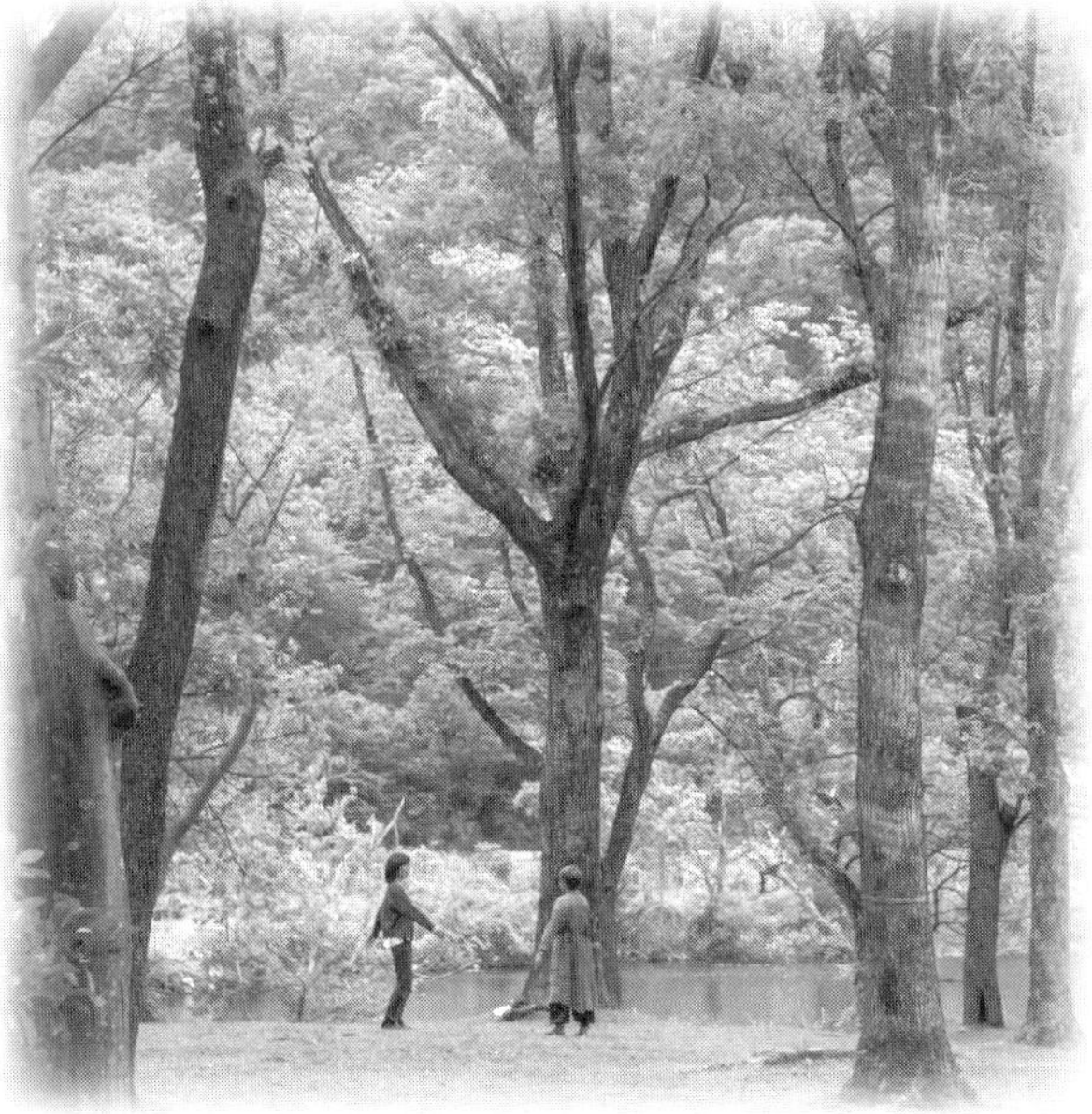

初夏の心と暮らし

森へ山へ

新緑の季節には、森や山へ出かけて植物の成長の息吹を感じましょう。森は酸素やマイナスイオンが多いので、呼吸が楽になり、細胞レベルでの生命活動が活発になります。もちろん運動もしているので、筋力もつき、汗をかき、代謝が盛んになって体が快活になります。無理してハードな山登りをする必要はありません。気楽なお散歩やハイキングはとてもよく、緑に囲まれて楽々と気功をするのもおすすめです。

梅雨には、しっとりとした森の気配があり、水を吸って勢いを増した植物たちと出会えます。近くの公園や並木道を歩いてみましょう。昨今は日差しが強いので、朝がおすすめ。暑い日でも、緑のトンネルはすーっと涼しく、思わず深呼吸したくなります。街中にもっと緑を増やしたいですね。

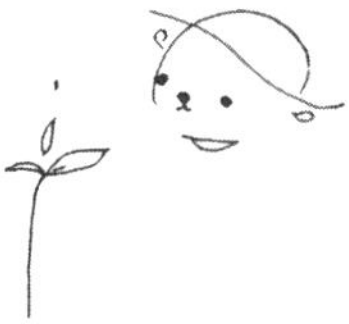

緑を育てる

植物を育てると心の栄養になります。お庭がなくても、鉢植えや苔玉などを育てて、気軽にお部屋や机の上の小さな緑化を。インテリアというよりも、気と気を通じ、盛んに伸びていく生命の息吹を感じることが目的なので、「この子を連れて帰ろう」と心を定めて、あったかい心持ちで持ち帰って育ててあげてください。

私たちは、人間である以前に動物であり、動物以前に呼吸している生命体であることをどこかで忘れがちです。緑を近くに置いて、自然に目に入るようにしておくと、ほっとして心が和むだけではなく、ただ生きて呼吸しているという生命の原点にふっと立ち還ることができます。

自宅や仕事でパソコンをよく使う方は、モニターの近くや、作業をしていて視界に入る場所に植物を置いておくとよいでしょう。ふっと視線が移って目を休めやすくなり、神経的な疲れも抜けやすくなります。

初夏の菜食

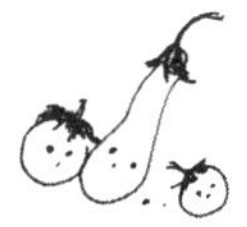

トマト、きゅうり、エンドウなど、新鮮な野菜がとてもおいしい季節。初夏の食卓は菜食中心がおすすめです。お肉や甘いものを減らすだけで肝臓が楽になり、かえって元気がでてきます。数日、にわかベジタリアンになって過ごしてみましょう。味付けも控えめに、素材を味わうように。

減食が体に合う時期なので、ダイエットしたい方も初夏にチャレンジするとスムーズ。極端な節食はリバウンドがありますので、無理せず楽しみながら。三十分程度の楽しいお散歩と、「心がおちつくやさしい気功」（四一頁）を続けましょう。大切なのは体内のエネルギーを効率よく燃焼させること。だから落ち着いた楽しい心持ちと、体の中からあったまって、ほぐれていく感じがある気功がとてもいいのです。ただし、気功はあくまで自然。重い体は軽くなるけれど、適正体重以下には下がりませんよ。

漠然とした希望

初夏は、自然に胸が開いて、のびのびとした爽やかな心持ちになります。深くゆったりした呼吸が波のように続き、息を吸う時、吐く時それぞれの気持ちよさがある。呼吸は生きている限り、二十四時間三百六十五日ずっと続いています。その「息をしている気持ちよさ」が、「生きている」気持ちよさの土台。だから深い息が自然にできると、生を存分に楽しめ、どこからともなく希望が湧いてきます。

「希望」は、胸の広がりと呼吸に関係するのです。

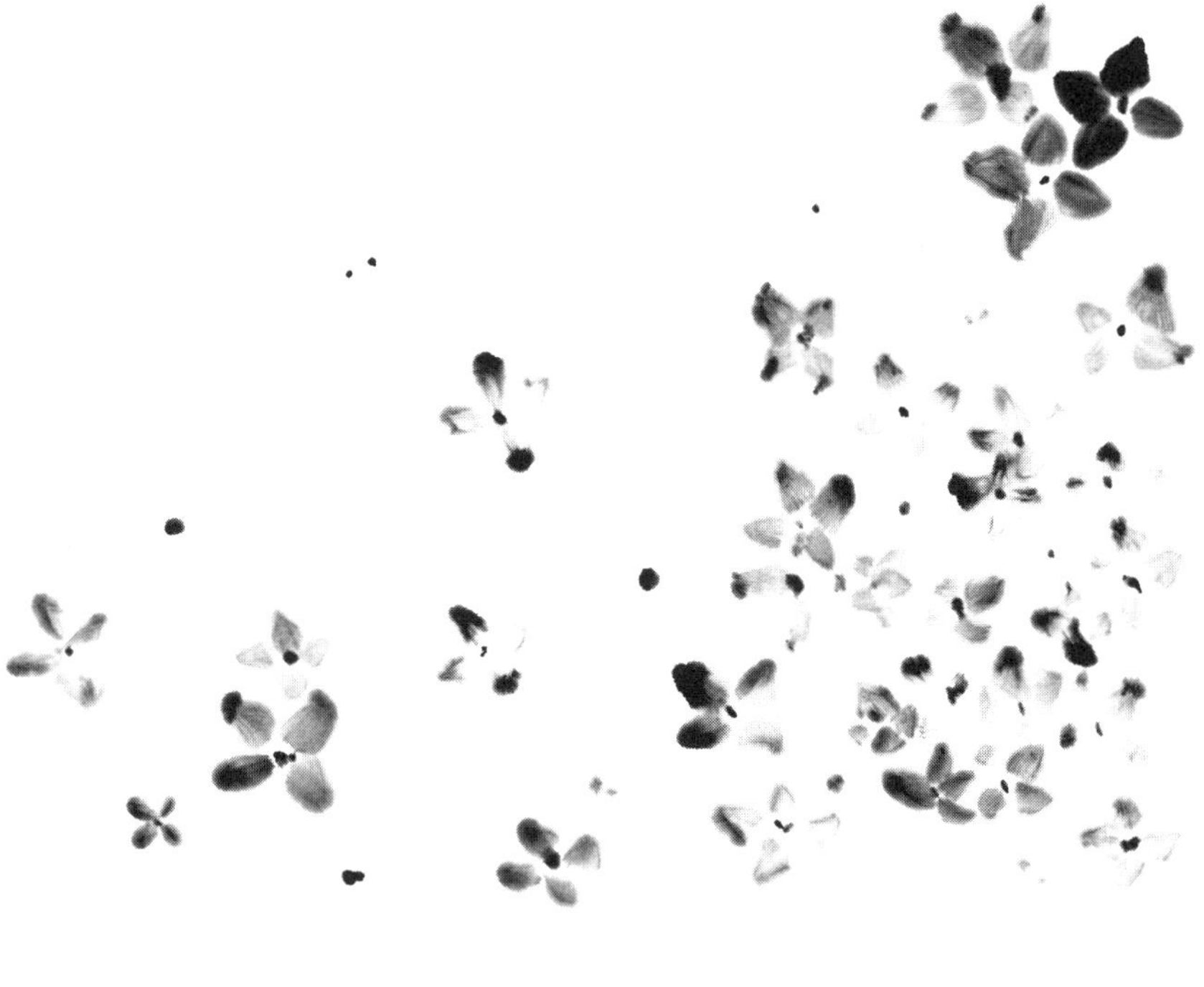

子どもたちは、呼吸器の成長にそって胸に希望を抱くようになり、明るい未来をイメージして、すっと前に進んでいくようになります。希望は健康な体を育て、健康な社会を生み出します。

なかでも大切なのは、無意識的な希望です。「こうなるといいな」と、意識ではっきり分かっている希望は、その実現が危ぶまれる状況の中では恐れや不安に変化します。でも潜在意識の中に培われた「漠然とした希望」は、ずっと続きます。どんなに真っ暗で困難な状況でも、前を向いてほがらかに生きるための灯として、燃え続けてくれるのです。

「初夏の気功とてあて」を続けていくと、呼吸は自然と深くなり、漠然とした明るい感じが心の中に培われていきます。すると、梅雨の蒸し暑い中でも、ほがらかで明るい感覚が続いていきます。呼吸がしっかりして息が深くなることは、目の前の困難を乗り越える力となり、生きていくための土台となるのです。

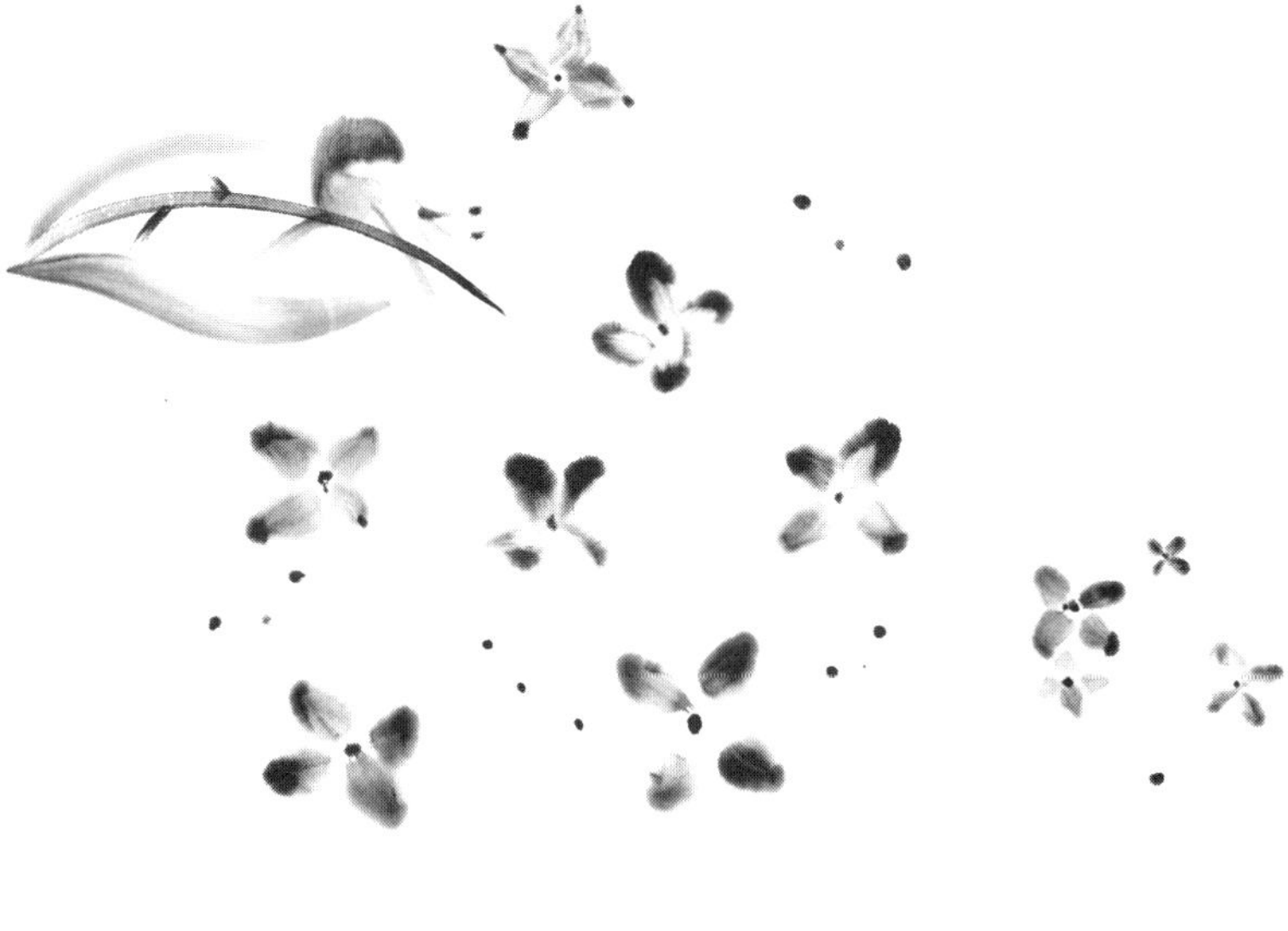

コラム

人生の初夏と梅雨

……成長期、思春期

順々に大きくなる

体も心もぐんぐん伸びていく成長期は、人生の初夏。子どもの成長を観ていくと、全部の機能がいっぺんに成長するのではなくて、幼児期に消化器、四歳頃から大脳、小学生の頃から呼吸器、中学あたりから泌尿器、そして生殖器と、一つ一つの機能を完成させては次の機能を発達させていきます。子どもは大人と違って、いつも発展途上。その時にしかできない成長があるので、何かあった時は、すぐにてあてを。体力がある子なら、てあてだけで回復と成長の働きが、ぐぐっと立ち上がってきます。まずは、本人の力を引き出す。お薬や病院での処置を考えるのはその後で。ほとんどの症状を自力で乗り越えますし、できるかぎり自然に経過させた方がよいのです。

誕生期、幼児期は病気が少ない方がよいのですが、成長期には病気を成長の糧にして乗り越えながら、丈夫でたくましく、しなやかな心身を完成させていきます。

子どもが大きくなる時は、右が伸びたら今度は左と、部分部分が順番に伸びていきます。手足の関節に痛みが出ることがありますが、大部分は今成長している箇所の痛みなので、関節をてあてしてゆるめると、すぐ楽になり、体がすーっと伸びていきます。関節をゆっくり楽に動かしたり、ぶらぶらっと軽く揺すったりするのもよい方法です。

自立と独立

手足の伸びやかな広がりは、おだやかな胸の広がりをつくり、心地よい深い呼吸へと誘います。新しいことに次々チャレンジし、明るい未来を思い描いて何かを根本から変えていく力は成長期の間に培われます。

何かの偉業を成し遂げたり、自分の人生を縦横に楽しんでいる人は、思春期頃までにその種があります。特に思春期は夢中になる時期。ふと興味を持ったものに集中させてあげるとぐんぐん能力を伸ばしていきます。

自立と依存の大きな分かれ道も思春期にあります。人から強制されたことは嫌で、好きなこと興味のあることには自ら進んで挑戦します。自分でやっていこうとする芽を摘んでしまうと、だらだらして自分から行動できない依存体質になりがち。あとで修正しようとしても難しいので、思春期までに自立体質を作りましょう。最初の自立独立の芽は、四歳頃。この時も、「自分でできることを自分でやらせる」ことがとても大切。できないことではなく、できることを。難しいものは親が準備し、最後の完成を自分でさせます。「自分でできた！」という満足感が、自立への足がかりになります。

思春期の心

子どもの心は、大人が普通に考えているよりずっとしなやかで繊細ですが、思春期は特に心の感度が上がってナイーブに。悩みや葛藤が大きいのも、一つのことに夢中になる力があるから。ものすごく狭い世界の中で悩んでいることが多いので、広い世界があることをどこかで見せてあげてください。すっと光が見えると、またそこに集中し力を伸ばしていきます。

第三章　夏

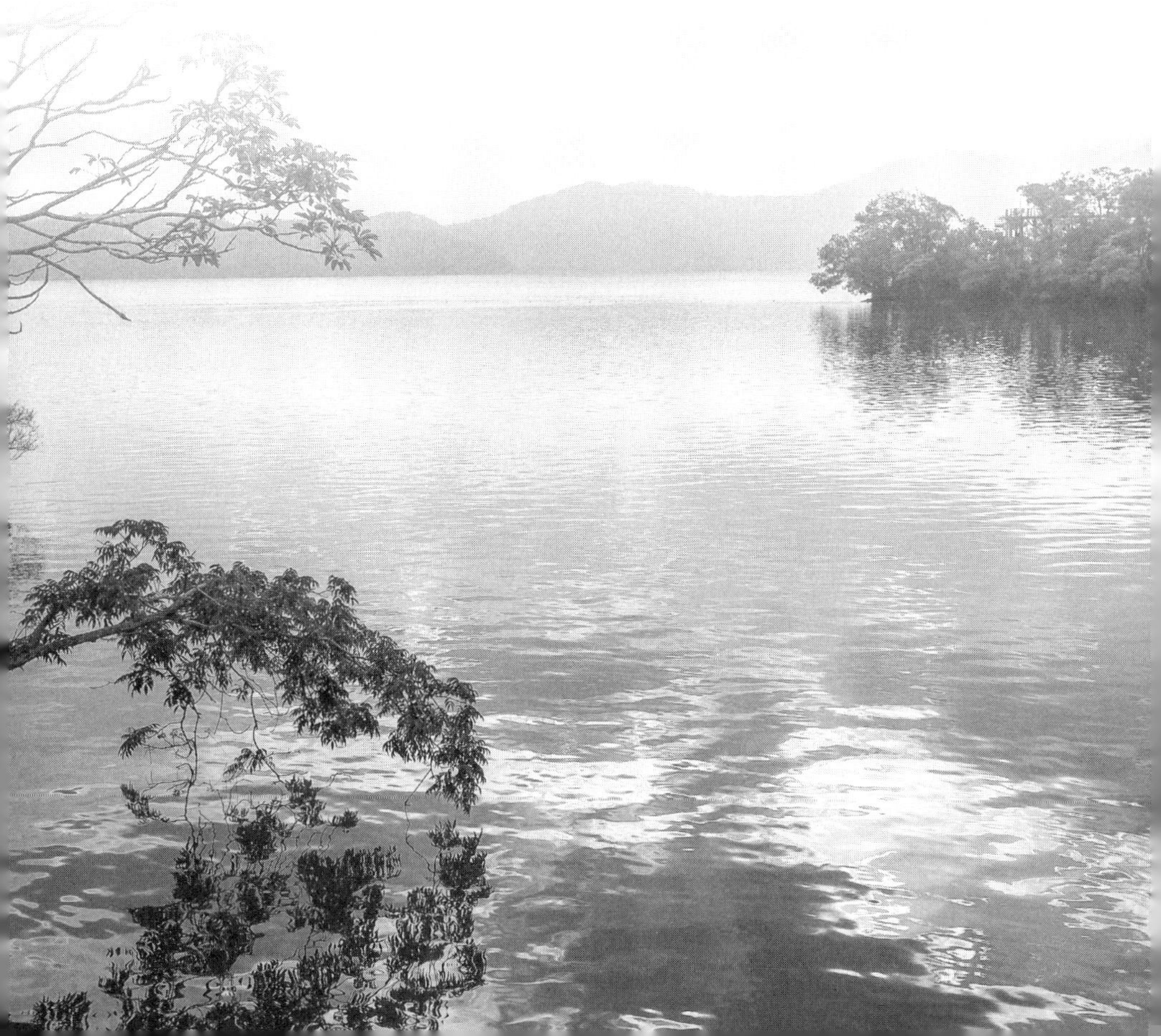

活発に働く夏

動と静　…呼吸と眠り

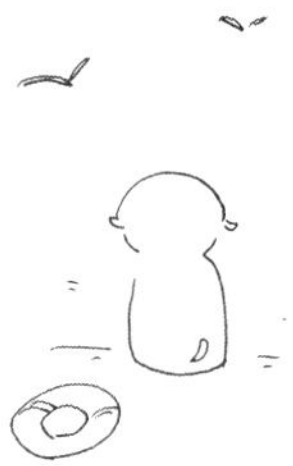

夏は活動的な季節。気温の上昇で体がゆるんで動きやすくなり、代謝も上がって循環がよくなります。汗をかくことで体内の毒が排泄され、腎臓の負担も減るので腰が楽になり、行動しやすく、また動くことでさらに巡りがよくなり、体がスッキリするのです。

しかし近年は異常気象のため尋常でない暑さが続くので、暑さ対策は欠かせません。いちばん根本的な対策は、爽やかな初夏のうちに肝臓を元気にして、暑さに適応して活発に動ける「夏の体」へ切り替わっていくことです。そして次に、暑さから体を護り、無理なく気持ちよく動く工夫が大切になります。

「夏の体」は、呼吸する能力が高く、発汗がスムーズなのが特徴です。呼吸をする能力は、単純に肺活量だけでは測れません。「能力が高い」とは、大きな息をしようとしなくても、普段から息が深く、たっぷりゆとりがあること。暑くなると生命活動は活発にならざるをえないので、息が浅いとスタミナが尽きて、すぐバテてしまいます。

呼吸は体のエネルギー源です。呼吸にゆとりがあると、活発な生命活動をむしろ心地よく感じ、体が思わず動き出して、気持ちよく汗をかきます。活発に動くと眠りも深くなり、深く眠れば疲れが抜けます。翌日はもっと活発になり、「動く、休む」の心地よいリズムで、体力が付き、より元気で快活になっていく。

夏は、呼吸、運動、発汗、眠りという生命活動が自ずと活発になり、健康に気を使わなくても、自然に元気になる季節なのです。

動きやすい工夫

本来、夏は、体を動かして適度に汗をかいていると快適な季節ですが、暑くて何をするのもおっくうな時も。力を抜いて、気持ちよく動くコツを身につけましょう。

楽々と腕を振る「ふりこの動き」がおすすめです。小さな力で動けるのは燃費のよい車のようなもので、消耗は少ないのに運動のパフォーマンスは大きい。体力がなくても、暑さでくたびれていても、スムーズに動き出して、伸びやかで快活な動きができるようになります。不思議に思われるかもしれませんが、楽に動いていると体がだんだんほぐれていくので、自然に疲れが抜けていきます。

そして、動いているうちに適度に汗をかき、ぐっすり深く眠れるようになる。すると、そこからまた体力がついてくる。という好循環が生まれます。

しっかり休む工夫

暑い時には、短時間でもしっかり休みをとってください。活発に動いた後は、すっかり体をゆるめてストンと休むのが体の自然なリズムです。

電車に乗っていて、一瞬居眠りすると、ものすごくスッキリすることがありますね。できれば涼しいところでごろんと横になり、短時間でも眠ると疲れが抜けます。南国沖縄に行くと、たいていの食堂に座敷があって、ゴロゴロできるようになっています。眠ると全面的な休憩モードに入り、ドーッと疲れが抜け、生気が充電されていくのです。

暑さでのぼせる時には、目を休めて頭の気を下ろしたり、お腹がすっきりしない時は、お腹のてあてやマッサージをしたりと、疲れに応じて部分部分を休めてください。

汗の内攻とその対策

汗をかくことはとても大切。
同時に、汗を冷やさないことも大切です。

汗は、暑い時の体温調整・心身をゆるめる疲労調整・有害物質の排泄の三つの主な機能があります。汗をかくとスッキリするのですが、冷やして皮膚から再吸収されてしまうと、体がひどく鈍り、だるい、息苦しい、頭が痛い、疲れがたまる、喉が痛いなど本来必要のない様々な症状が現れてきます。そのことを「汗の内攻」と言い、夏場の不調の大部分がその影響です。

夏は、出た汗を冷やさないように気をつけましょう。首の汗を冷やすことが多いので、てぬぐいやタオルを常備して、いつでも首の汗をふけるように。クーラーの効いた電車やバスに乗る時は特に注意します。特に後ろから風を受けると影響が大きいので、スカーフを巻くなどして首を守ってください。寝汗をかいて明け方に冷えることもあります。さらっとしたガーゼのてぬぐいなどを首にかけておくとよいでしょう。

汗を冷やしてしまった時は、すぐに温めてください。その部分にしばらく手をあてていると、再吸収された汗がじんわりと出てくるので、しっかりふき取ります。お湯をかけてしぼったタオルで温め、ひと段落して落ち着いた感じがしたら、乾いたタオルで汗や蒸気をふき取ると確実です。

すでに内攻してしまった汗を出すには風邪を引いて熱を出すのがいちばん自然な調整方法です。熱が上がりにくい時には、風邪かな、と思った時に足湯をしたり、後頭部にてあてを。風邪を引けなかった時にも、足湯と後頭部のてあては、汗を出すよい誘導法になります。

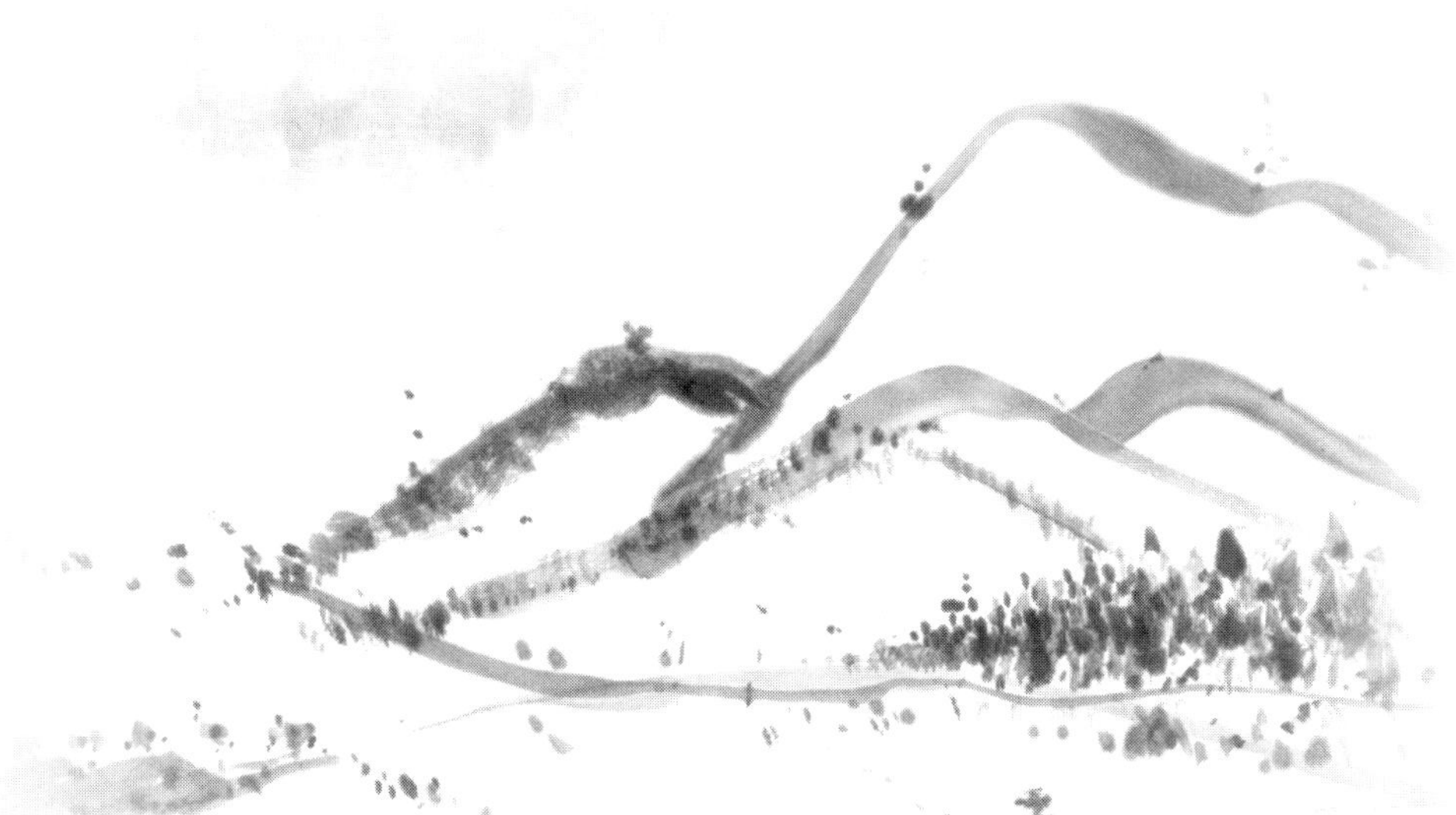

夏の気功とてあて

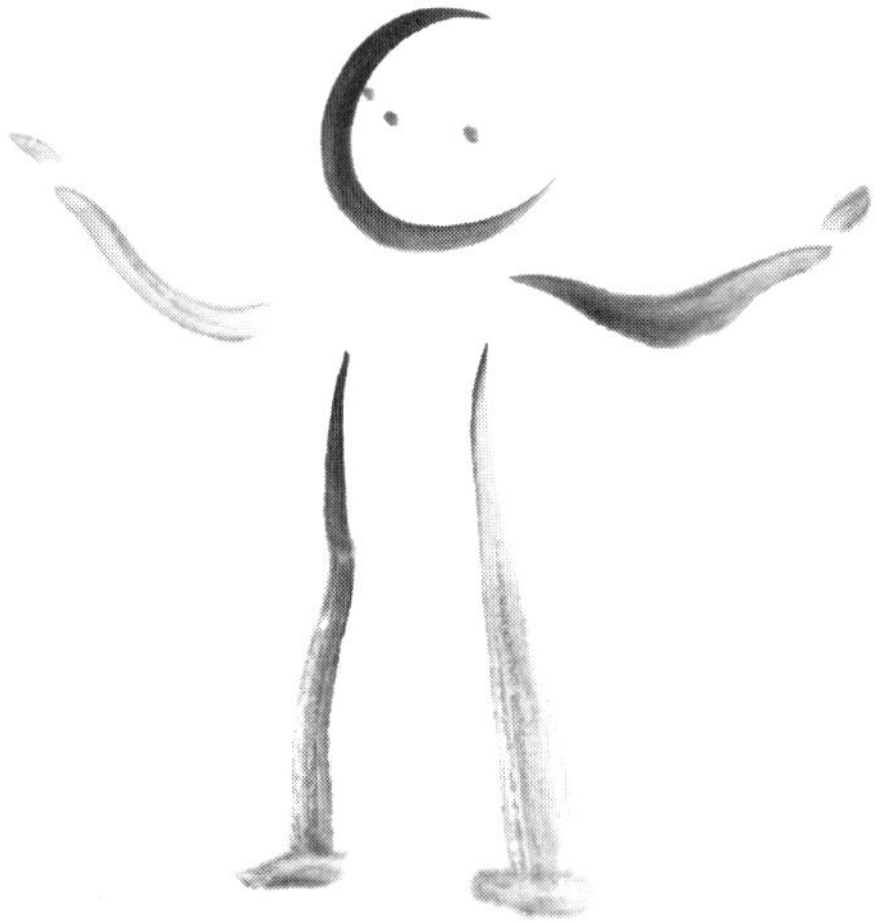

胸を広げる

気持ちよく、すーっと伸び上がり、
腕を広げてゆっくり下ろします。

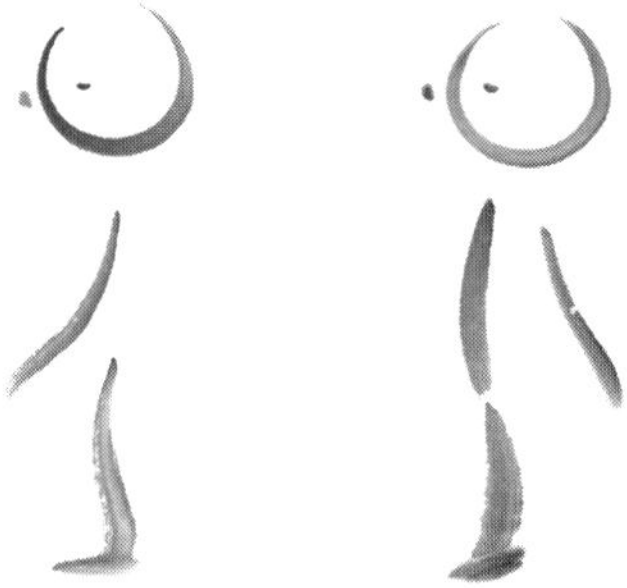

大股で歩く

軽く肩を引いて、胸を開き、
さっそうと大股で歩きます。

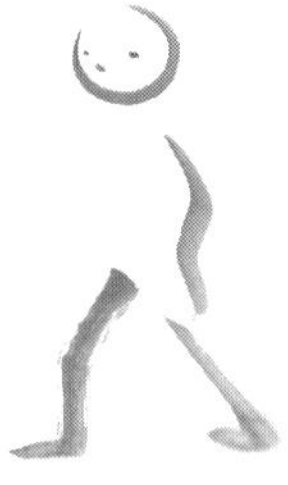

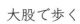

前後のふりこ

振り子のように腕が前後に自然にゆれます。
腕の力をとことん抜いて、楽に、気持ちよく。

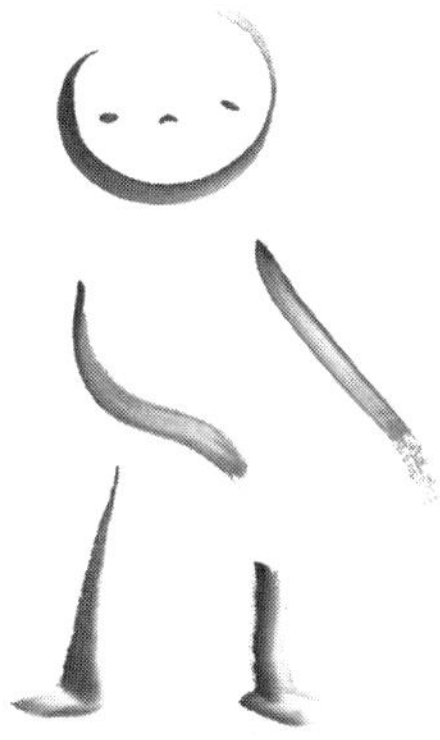

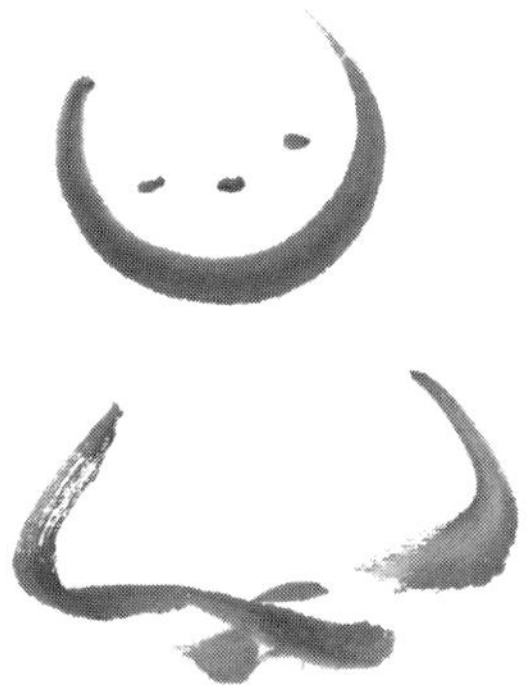

左右のふりこ

振り子のように腕が左右にゆれます。
腕の力を抜いて、楽に、気持ちよく。

お腹をなでる

左右に体をゆらしながら、
ゆっくりお腹をなでます。

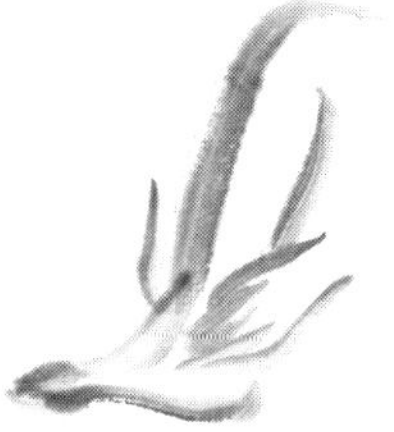

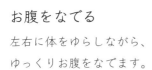

足首のてあて

足首を、いたわるようにやさしくなでます。
手のひらで包んで
しばらく、楽に息をします。

前後と左右のふりこ

前後のふりこ

楽に立って、心地よくリラックス。
「腕のストン」をして、
ぶらぶらっと腕がゆれたら、
そのまま前後に楽に腕を振ります。
肩や腕の力を抜いて、
できるだけ小さな力で、自然にゆれるように。
視線は遠く広く。
だんだんに小さくなって、
ゆっくり止まります。

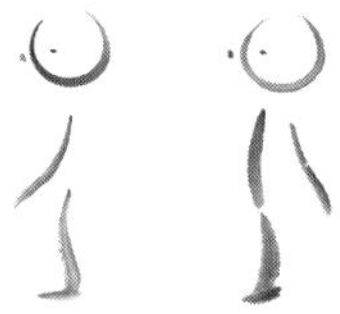

左右のふりこ

楽に立って、心地よくリラックス。
足の幅を少し開いて、
ふりこのように左右に腕がゆれます。

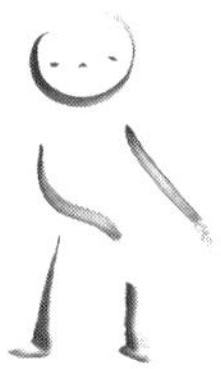

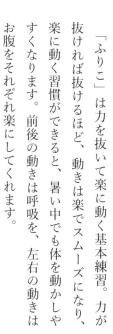

肩や腕の力を抜いて、
できるだけ小さな力で、自然にゆれるように。

動きに慣れてきたら、
だんだんに大きくして、
グルンと気持ちよく腕が回ります。
力ではなく、腕の重みで。
ぶらんぶらん、グルン。
ぶらんぶらん、グルン。
だんだんに小さな動きになって、
ゆっくり止まります。

「ふりこ」は力を抜いて楽に動く基本練習。力が抜ければ抜けるほど、動きは楽でスムーズになり、楽に動く習慣ができると、暑い中でも体を動かしやすくなります。前後の動きは呼吸を、左右の動きはお腹をそれぞれ楽にしてくれます。

胸を広げる

胸をなでる

ゆっくり楽に息をしながら、
胸をひろげるようになでます。
胸の真ん中から、腕の付け根に向かって
上がりながら、ゆるやかにカーブするように。
なでる動きにそって、肩がわずかに動きます。
ゆっくり止まって、楽に腕を下ろします。

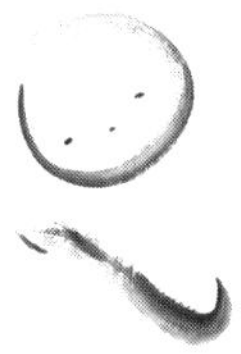

ゆっくり肩をまわす

楽に立って、または座って、心地よくリラックス。
両肩を前に寄せて背中を開き、
ゆっくり上に持ち上げて腰が伸び、
後ろへ寄せて腰が反り、
下へ降りながら腰がゆるんでいきます。
ゆっくりゆっくり、

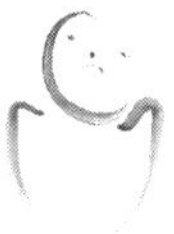

腕の力も抜いて、
首も楽に動きながら、
肩がまわっていきます。
あくびしたくなったら自然にまかせて。
だんだんに、胸や背中、肩や首が
やわらかに動くようになり、
なめらかで気持ちよい動きが続きます。
小さな動きになって、止まっていきます。

大きく腕を開いてまわす

体の前をゆっくり腕が上がり、
天に向かって腕を伸ばしながら、体も伸びます。
左右に腕が分かれて、ゆっくり楽に沈みます。
全身が伸びたり沈んだりする
気持ちよさを味わいながら、3回ほど。

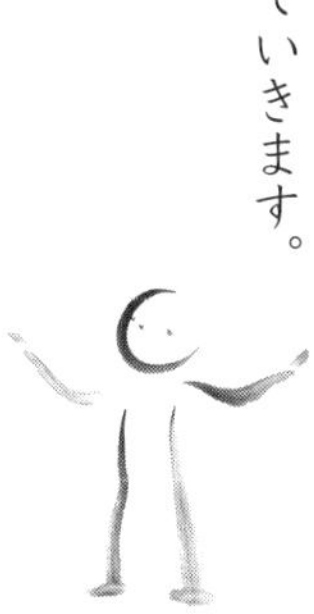

胸の筋肉が柔かくゆるんで、伸びて広がるように
動きます。筋肉は緊張すると縮み、ゆるむと伸びま

す。力まずに、必要最低限の力で、気持ちよく。

胸のゆるみ、肩のゆるみ、腕の広がりと、順にゆるみを広げて、深い呼吸が楽々と自然にできるようにします。

大股で歩く

腰をそらす呼吸

片足を前に出して、
大きく腰を反らせて胸を開き、
天に向かって腕を広げます。
大きく息を吐きながら、一気に体を丸め、
前から落ちてきた腕が、
後ろまでスイングします。
何度か繰り返したら、
反対の足を前に出して、同様に。

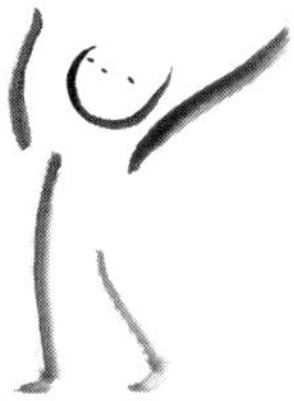

胸を開いて大股で歩く

肩を少し後ろに引いて、
すっと腰を伸ばし、
大股で歩きます。
場所が狭い時は、前に進んだり、後ろに進んだり。

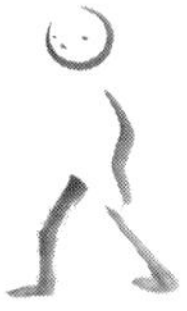

パッと指を開く

立ち止まって、
体を振わすように適当に揺さぶり、
ほぐれてきたら、
前方に向かってパッと
腕を伸ばして、指を開きます。
「パッ」と声を出すと
スッキリ、汗が出てきます。
体の前でゆっくり腕を胸の高さまで上げて、
ゆっくり下ろし、呼吸をしずめて終わります。

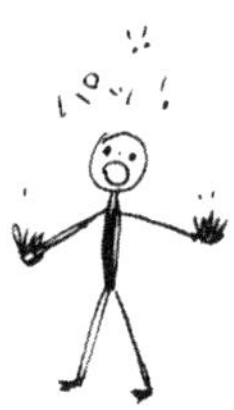

「腰をそらす呼吸」……片足を前に出すと、大きく腰が反り、胸が開いて脚が伸びます。新鮮な空気をたっぷり取り入れ、肺に残っている空気を残らず吐き出すようなつもりでダイナミックに動きます。やりにくく感じたり疲れている時は、無理なく自然な範囲で。

「胸を開いて大股で歩く」……どこでも簡単にできるので、だるさや息苦しさを感じたらすぐに実行してみましょう。横断歩道を渡りきるぐらいで、気分がすでに変化してきます。太ももの裏側の筋肉を伸ばすことがつかえた汗を誘導する良法です。

「パッと指を開く」……身体中をバラバラにほぐすみたいに、気持ちよく一気に揺らしてください。特にほぐしたいのは背中です。背中がゆるむと汗が出やすくなります。パッと開くのは、瞬間に。手首を立て、指と指との間をしっかり開き、一瞬の緊張をつくります。パッと引き締まると、全身にふっとゆるみが広がり、うっすらといい汗をかきます。

三つの動作を順に行うと発汗がスムーズになり、心身共にさっぱりします。

おなかのてあて

お腹をなでる

楽に立ち、または座って、
心地よくリラックス。
わずかに微笑むようにして、表情をゆるめ、
おへそに手のひらを重ねます。
腸の回転に沿って、ゆっくりなで、
だんだん大きな渦に。
お腹の中がゆっくり動いているつもりで。
お腹いっぱいに広がったら、
だんだんに小さな渦へ。
おへそにまとまって、
ゆっくり手を下ろして終わります。

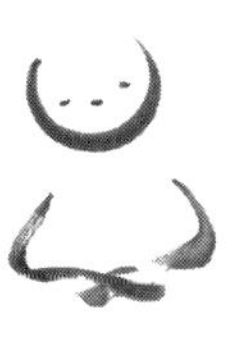

お腹を押さえる

楽に座って、または仰向けに横になって。
おへその周囲を腸の回転にそって順々に、
右下↓右横↓右上↓左上↓左横↓左下と、
ゆっくり押さえては、ふわーっとゆるめ、
ゆっくり押さえては、ふわーっとゆるめ……。
押さえる時は、少しおへそに寄せるように、
ゆるめる時はとても柔らかく。
何周か押さえていくと、
だんだん気持ちよいお腹に。
最後にしばらく「おへそのてあて」をして、
ゆっくり手を離して終わります。

おへその座ぶとんてあて

仰向けに横になり、
ストンとリラックス。
おへその上に座布団を置いて、
その上に手のひらを重ねて、
ゆっくり息をしながら、
しばらく休みます。

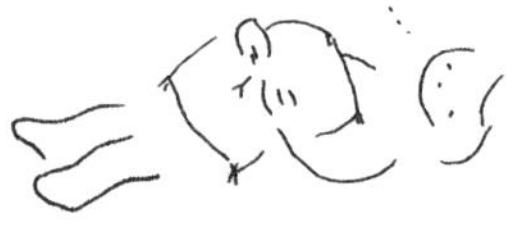

夏はお腹の調子を崩すことが多く、お腹が元気だと快適に過ごせます。腸の回転方向にそってお腹をなでたり、所々押さえていくと、お腹の働きがよくなり快便快食に。

　座布団をお腹にのせるのは、横になって休める時に、とてもよいもの。お腹の調子だけでなく、生命活動全体がスムーズになって、まとまりのあるすっきりした体になります。手のひらが直接お腹にのっているより、座布団の上からが効果的。腕の力も適度に抜け、お腹全体がふわりと心地よい気で包まれたような感触になります。

足首のてあて

ゆっくり足首をまわす

椅子に座り、
あるいは畳の上で足を前に投げ出して、
ゆっくり足首をまわします。
外回り、内回り、片足、両足、
いろんな動きを試して、
気持ちよく感じる動きを
ゆっくりていねいに続けます。

足首をなでる

片足ずつ足を引き寄せて、
ゆっくり足首をなでます。
とても柔らかに、気持ちよく。
外側のくるぶし、内くるぶし、
前側、後ろ側。

なでている間に、動きたくなったら
足首を自然に動かします。
足首を手のひらで包むようにして、
しばらくしたらゆっくり手を離し、
反対の足も同様に。

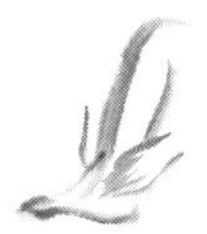

夏の終わり頃、まだ暑い季節は、足首の調整に最適。ゆっくりていねいにまわす、なでる、という簡単なことで変化するのは、今が旬だから。足首が変わると、立ち方や歩き方も変わり、ゆがみがなくなって、シュッとした綺麗な立ち姿勢になります。姿勢が変わると、身体各部の不自然なつかえがなくなるので、意外なほど体調がよくなります。

また、足首は骨盤の動きと直接関係しているので、これから子どもを授かるかもしれない方には特に大切。次の春への準備がすでに始まっているのです。

夏

気になる症状と呼吸に関するケア

夏バテ

夏の暑さに体力が追いつかないと、ダウンしてしまいがち。夏バテ対策には、初夏の「肝臓のてあて」（六六頁）がとても大切です。夏に食欲が減ること自体は正常ですが、極端に食欲がなくなったり、下痢もしやすいので、「お腹のてあて」や「膝湯」（二二頁）をするとよいでしょう。冷たいものの摂り過ぎや水の飲み過ぎで腎臓が疲れていることもあるので、心当たりがあれば、白湯など温かい水分を飲んで腎臓の負担を軽くして、「足裏のマッサージ」や「腎臓のてあて」（一一三頁）をしておきましょう。

腎臓が元気だと秋が過ごしやすくなります。

熱中症、暑さがこたえるとき

温暖化の影響で、盛夏の猛暑だけでなく、初夏からすでに暑さ対策が必要になってきています。

休憩する時は、木陰など涼しいところで。暑いとそれだけで体力を消耗するので、休んでいてもあまり休憩になりません。

暑さでのぼせる時には額を冷たいタオルで冷やすと、すーっと落ち着きます。

倒れそうな時には、まず涼しい所へ移動し、衣服をゆるめて風を通し、みぞおちに手をあてて休みます。みぞおちがゆるんでくると、急にほっとしてふーっと楽に息ができるようになります。

慢性的に暑さがしんどい時は、頭の気が降りると楽になります。リクライニングのリラックスチェアで休むと疲れが抜けやすく、なければ布団やクッションで頭を少し高くして休みます。

横になる前に、首と頭のリラックスを深めておくとさらによいでしょう。「心がおちつく やさしい気功」（四一頁）はとてもおすすめです。


誰かてあてをしてくれる人があれば、頭を高くして休んでいる時に、「頭部活点のてあて」をしてもらうととても楽になります。目の黒目の位置を上に上がり、耳の前を上がったラインとが交差するあたり、般若の面などで鬼のツノの生える場所です。

ここに軽く指をふれていると、頭が楽になってお腹が動き出し、ふーっと呼吸が深くなって全身がリラックスできるようになります。表情がやわらかになるのですぐわかります。てあては二、三分で終わりますので、その間すっと集中して、リラックスした空気をお互いに味わうようにするとうまくいきます。手は自然に離れていきます。

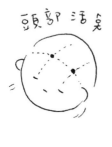

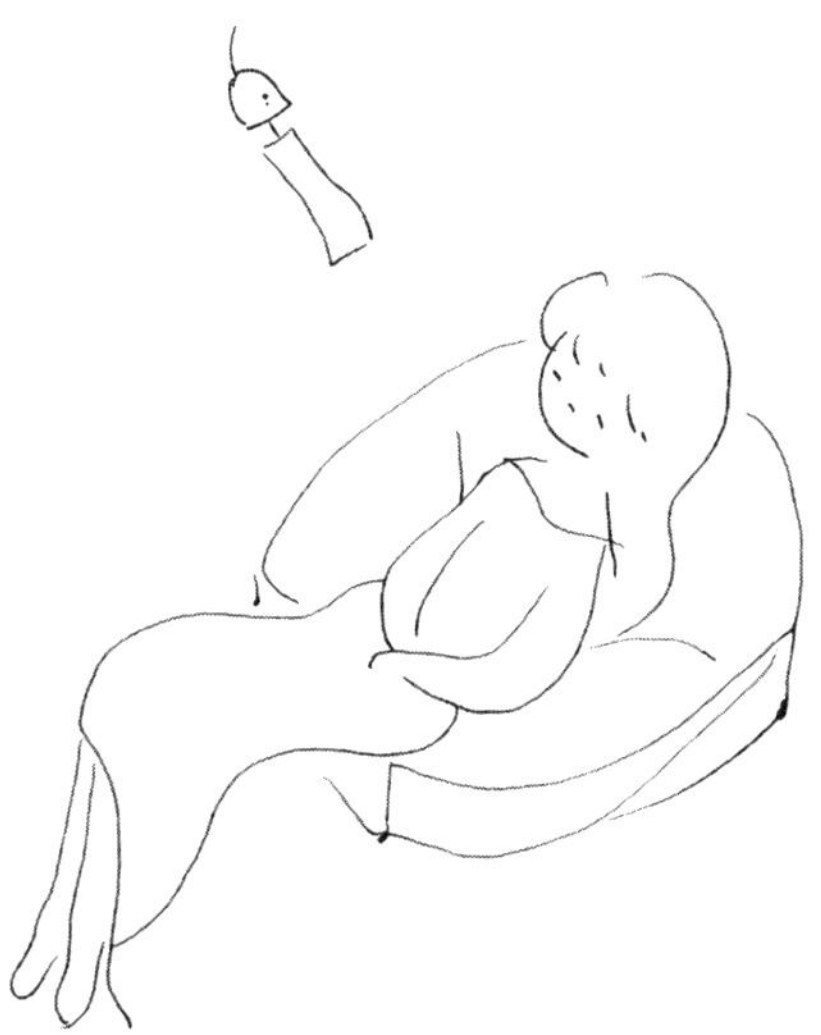

冷房病と夏の冷え

クーラーの普及で、夏の冷え対策は必須です。

ずっと冷房の効いたところにいると、汗がかけないため腎臓の負担が増えてだるくなり、冷えて体がねじれやすくなるのです。骨盤に鈍りや偏りがあると特に影響が大きく、生理的な冷え、あるいは慢性的な冷えにつながります。クーラーがこたえると感じる方は、秋のページに進んで「足湯」や「足裏のマッサージ」「腎臓のてあて」をしてください。そして、春のうちに「後頭部のてあて」（三四頁）や「ゆれる」（三二頁）動きを続けて、骨盤がしなやかに開いたり閉じたりする力を養っておきましょう。

「汗の内攻」の対策も重要です。かいた汗は必ずふいてから、クーラーの効いた部屋へ入るように。かいた汗をうっかり冷やしてしまったら温めて、もう一度体外へ出すように。外出中でも、「汗の内攻とその対策」（八二頁）を思い出してください。

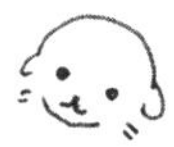

息が苦しいとき

肘を温めて、胸のてあてをします。

肋骨に手をあてると、呼吸が楽になるところがあるので、広い範囲で探してください。そのまま手をあてて、できるだけ楽な姿勢になってしばらく休みます。また、鎖骨の上のくぼみを押さえて硬く感じたら、暖かいタオルで温めてください。指の打撲（六五頁）があれば忘れずに打った場所にてあてを。

アキレス腱までつける深めの足湯や、尾骨の焼塩温法をすると、ほっとして息が深くなります。

楽になったら、前後のふりこ、胸を広げる動き、肝臓と心臓のてあて、後頭部のてあてなどを続けて、根本から呼吸の働きを活発にしていきましょう。

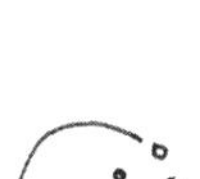

夏の心と暮らし

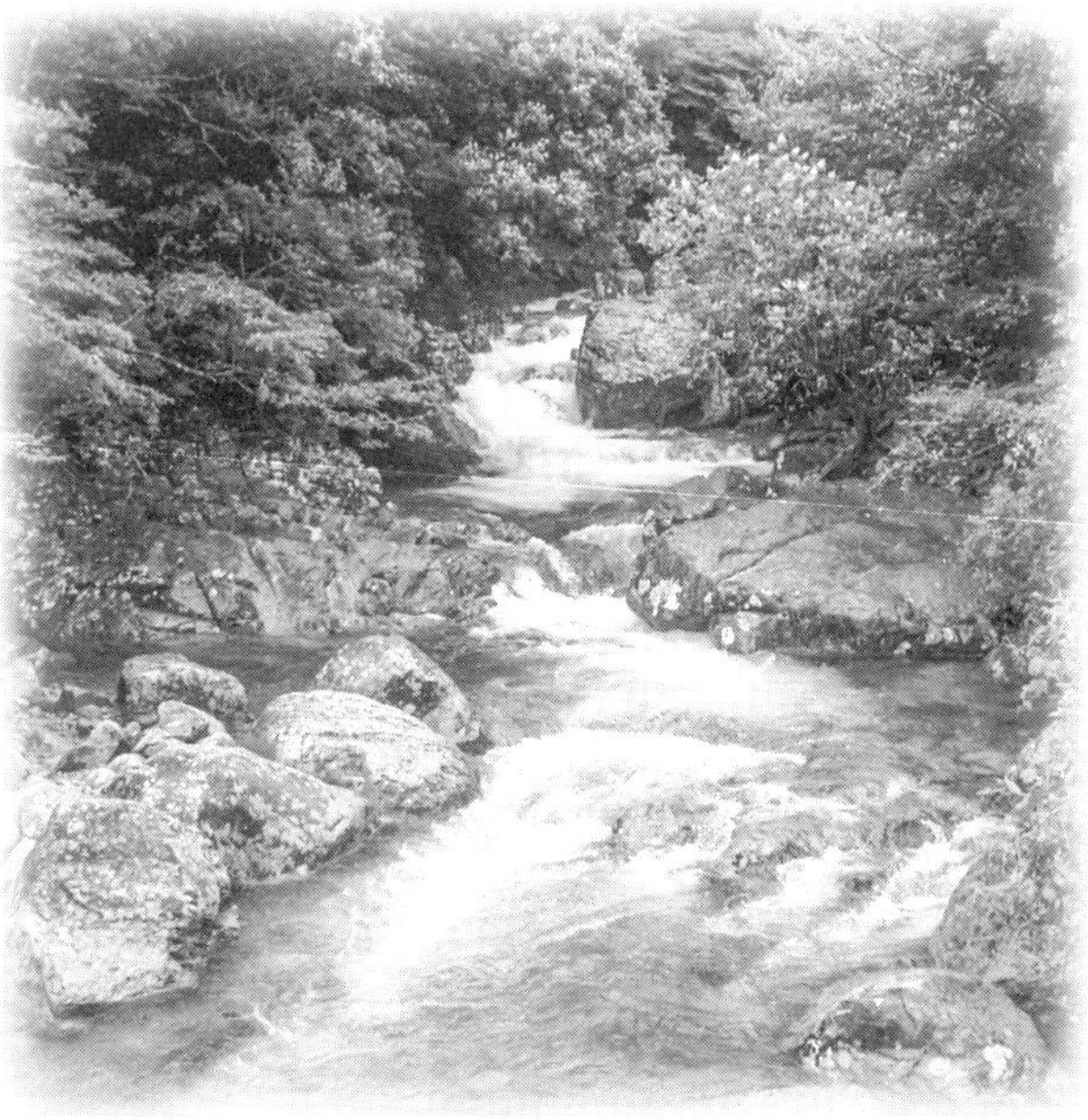

涼をとる

襖《ふすま》を外して風を通し、簾《すだれ》をかけて日を遮る。昔ながらの日本家屋では、開放的で涼しげな夏の模様替えが簡単にできるように工夫されていました。時代や暑さは変わっても、基本は同じ。風の流れをよくして、日陰をつくりましょう。

締め切ってエアコンの効いた部屋の中でも風が適度に動いていると快適に過ごせます。扇風機やサーキュレーターの性能が格段によくなっていますので、壁や天井に風をあてると部屋全体に空気が流れて、足だけが冷えることがなくなります。エアコンの温度設定も一、二度高めでよくなるでしょう。

送風口にも風を動かす工夫を。送風口の下に、風を跳ね返す羽をつけると、上昇した冷気が全体にやわらかに降ってくるようになります。布を張って、同様に風を動かすこともできます。下向きの送風口には、大きなプロペラをその下につけると全体に風が拡散され、風当たりがやわらかくなります。

日陰は、まずは植物で。北側に大きな木があると、冷風の貯蔵庫になります。南には、朝顔やゴーヤで緑のカーテンをつくると、夏だけ伸びて日陰を作ってくれます。屋上や屋根には、軽量でメンテナンスフリーの「コケ緑化」が使われ始めています。

外を歩く時は、帽子や日傘を。男性用の日傘も普及してきました。遮光性能の高いものを選ぶと快適です。

冷たいものはたくさんではなく、心を澄ませて少しだけ。小さな器で冷茶などをいただくと、凛として腰が入り、腰が伸びると暑さも乗り越えやすくなります。

ミネラルと白湯

汗をかくので、ミネラル補給がとても大切。天然のお塩を少しなめると、おいしく感じることが多いものです。時々なめて、おいしくなくなったらそれ以上必要ないということです。

サプリメントではなく、天然の食べ物から摂るようにしましょう。例えば貧血だと鉄剤をすすめられることがありますが、精製されたものをポンと飲み込んでしまうと、かえって捨てる働きが強くなって吸収力が低下したりしますので、「おいしい」と感じながら必要なミネラルやビタミン、栄養を摂り入れるようにしましょう。有機野菜の味が違うのもミネラルが豊富だから。化学肥料だと生育はよくても栄養は偏ります。どちらも同じ野菜に見えますが、ミネラルは半分以下だったりするのです。

はちみつもミネラルバランスのよい甘味なので、

少し食べると元気になります。ミネラル豊富な黒糖が沖縄で常食されているのもまた自然なことです。

夏の水分補給に意外と役立つのが白湯。冬場は冷たい水の方が吸収がよいのですが、夏場は逆に温かい白湯がおすすめです。冷たいものをたくさん飲むと腎臓に負担がかかりますが、白湯は発汗も促されて腎臓も疲れにくく、とても吸収がいいのです。鉄瓶で沸かすと自然に鉄分の補給になり、土瓶で沸かすと、やわらかい風味に。冷えやすい方にもいいですし、お腹も元気になり、繊細な味をおいしく感じるようになります。

災害への備え

夏場は猛暑に加え、台風や大雨など災害が起こりやすく、特に近年は台風の大型化、低速化が進み、災害の規模や範囲が大きくなってきています。

「備えあれば憂いなし」のことわざ通り、あらかじめ何かあった時のことを想定して、できる範囲の準備をすることが大切です。避難場所の確認、災害用の非常食や水の準備をしておくと、心にゆとりができて、不安を手放すことができますし、落ち着いて対応しやすくなります。そうした心理的なゆとりが災害への大きな備えになるのです。

突然の災害には、とっさに何ができるかが大切ですし、長く続く被災には心を落ち着けて、冷静に対処することが必要です。気功はその両方に役立ちます。「心がおちつく やさしい気功」（四一頁）を繰り返しやって、覚えておくとよいでしょう。

二〇一一年三月十一日の東日本大震災の時には、広範の大きな揺れに、大津波、火災、原発の爆発事故が重なり、大災害になりました。その直後に作ったのが「心がおちつく やさしい気功」です。

目的は大きく三つありました。

一つ目は、被災された方が、少しでも元気になって、心が楽になってほしいという願い。

二つ目は、被災地で献身的に働いているボランティアの方々が、疲れをほどいて楽になり、健康を保って活動できるようにという願い。

そして三つ目は、不安と心配に包まれた日本中の方々が、少しでも心が楽になり、心配ではなく、暖かく包み込むような「てあてのような心」を被災地に集めてほしいという願いです。

まずは簡単でやさしくできること。すぐに気持ちよさを感じて体が元気になること、そして不安や恐れの気持ちがやわらいで、暖かで落ち着いた心持ちになること。

オリジナルの気功を編集し、すぐにDVDを作ってYouTubeに公開しました。撮影はまだ雪の残る三月半ば、京都を一望する瓜生山山麓にある、京都造形芸術大学の屋上で。雪の中に咲いていた桜の花を覚えています。

十五分ほどの映像にそって、一緒に手や頭をなで、ほっと胸をなでおろし、足腰をなでさすったりして、終わった頃には、自然と心が軽くなり、体も動きやすくなっています。心の落ち着きを取り戻すのに大切なのは、無心になって頭を空っぽにすることですが、その土台には体の心地よさが必要です。なので体を順々に気持ちよくしていくと自然に瞑想状態になり、心が洗われていくのです。

「心がおちつくやさしい気功」をして、体が元気になるのはもちろんですが、無心になると動物的な勘が働きやすくなり、緊急時の対応も進めやすくなります。計画性や正確性は安定時には役立ちますが、緊急時は予定外、想定外のことばかりで、人間が眠らせている野生の力が最も必要な時です。

気功を続けていくと勘がよく働いて、災害時だけでなく、急な病気やなんらかのトラブルに遭った時や、いつもの生活の中でも、いい選択が自然にできるようになるでしょう。

気をおろす

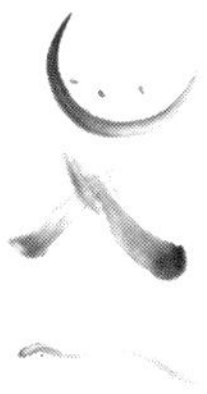

夏は、頭に上りがちな気を下ろして楽にしていくと、体が動きやすく、秋への体の切り替わりがとてもスムーズになります。「気が上る」というのは、例えば怒った時の心の状態がそうです。かっとして腹がたつと眉が吊り上がり、頭に緊張が走ります。激しいと頭を突き抜けてツノが生えたような感じがする時もあります。暑さで気が上がっている時も、それと同じに、カッとしているわけではないのにツノのような緊張ができてお腹がカチンと硬くなって動かなくなってしまうのです。本来は、暖かいと体がゆるんで活発な動きが出てきて、エネルギーも適度に分散されて、頭も楽になるのですが、暑さも過剰になると弊害が出てきます。

頭のツノのところ「頭部活点のてあて」（九三頁）と、「みぞおちのてあて」をして、胸をなでおろしながらふーっとゆっくり息を吐くようにすると気が落ち着いてきます。「心がおちつく　やさしい気功」もとてもいいです。

夏は特に、「動く・休む」のリズムが大切。気持ちよく体を動かした後には、心を鎮《しず》めてストンと深く休む。その繰り返しが元気の源です。日々の活動量が多いので、普通に生活しているだけでもかなりの体力を消耗します。頑張り過ぎず、休憩モードに入ったら、サッと気を下ろして、深いリラックスへと体を導きましょう。

夏は活動のピーク。後半になると、秋の気配をどこかで感じながら、だんだんに落ち着いていく流れになります。

コラム

人生の夏

…成人期

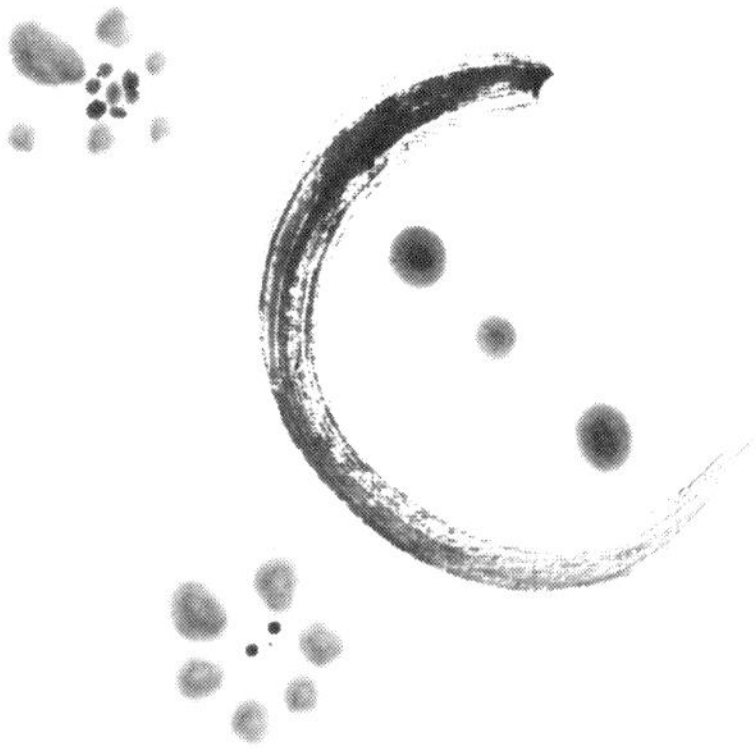

体を働かせる

身体機能の完成は二十歳過ぎ。そこからは、完成した身体を縦横に使って活発に働く時です。昔は体をよく使っていましたが、最近はデスクワーク、特にパソコンに向かってじっとしていることが多く、移動も車が増えているので、職業とは別に体を働かせることが必要な時代になってきました。

活発な働きを支えるのは、しなやかで柔軟な身体です。呼吸の能力が高く、緊張と弛緩の幅が大きい。普段はゆったり落ち着いていて、必要があるとサッと大きな力を発揮できる。そうしたしなやかな身体の土台は、誕生期に築かれます。春や初夏のうちに体力を養っておくと夏が過ごしやすいのと同じで、活発に働く頃になって体力づくりを始めても追いつかない面があり、人生のいちばん始めの時期に、体力が自然に養われていくような気遣い、心遣いがとても大切です。

今までの総決算

成人期は、それまでの総決算。心理面も同じで、幼少期に聞いてきた言葉、体験したことが種になって、成人期に花開いていきます。子どもはとても素直で純粋なので、蒔いた通りの花が咲いているものです。

思い出そうとしても思い出せない。そうした無意識的なものが、ずーっと体の中で働いています。こうしようと考えて、意志の力で実行するのはとても難しく、無意識にすっと受け入れたことはすらすら実現します。幼少期は記憶に残らない、全部が無意識のような時期ですから、入ったことが後々まで影響するのです。

認める力

子どもを導くのは大人の認める力です。その子の中にあるものをはっきり見て、それを「頭がいいね」「勇気があるね」「やさしいね」としっかり認める。口先でなく、普段からどんな力を持っている子なのかを気をつけて見て、はっきり分かるような行動をした時に、「生き物が好きなんだね」「集中力があるね」「とても素直だね」と言葉に出して認めることで、無意識の中に印象付けられて、そのことがずっと続いていきます。

本質を見ず、表面や行為だけを見て、「だからだめなんだ」などと適当に叱っていると、叱っている通りの悪い子に、そして大人に成長していきます。

でも、もし、自分で間違った刷り込みに気づいたら、変えていくこともできます。例えば、「こんな悪い子に育てた覚えはない」という叱り文句が入っていたとすると、体がリラックスしていて気持ちがいい時に、「なかなか素直なところがある」「けっこう性格いいかも」と、ごく軽くつぶやいて、受けいれやすい範囲で認め直すのです。性急な変化を求めずに気楽にやっていくと、忘れた頃によい結果が出てきます。そして、心のブレーキが外れると素直に全力が出せるようになります。

人生の夏を思いっきり楽しみ、持っている力を存分に発揮していく時です。そして、全力で動いた後には心地よい深い眠りがあります。

第四章 秋

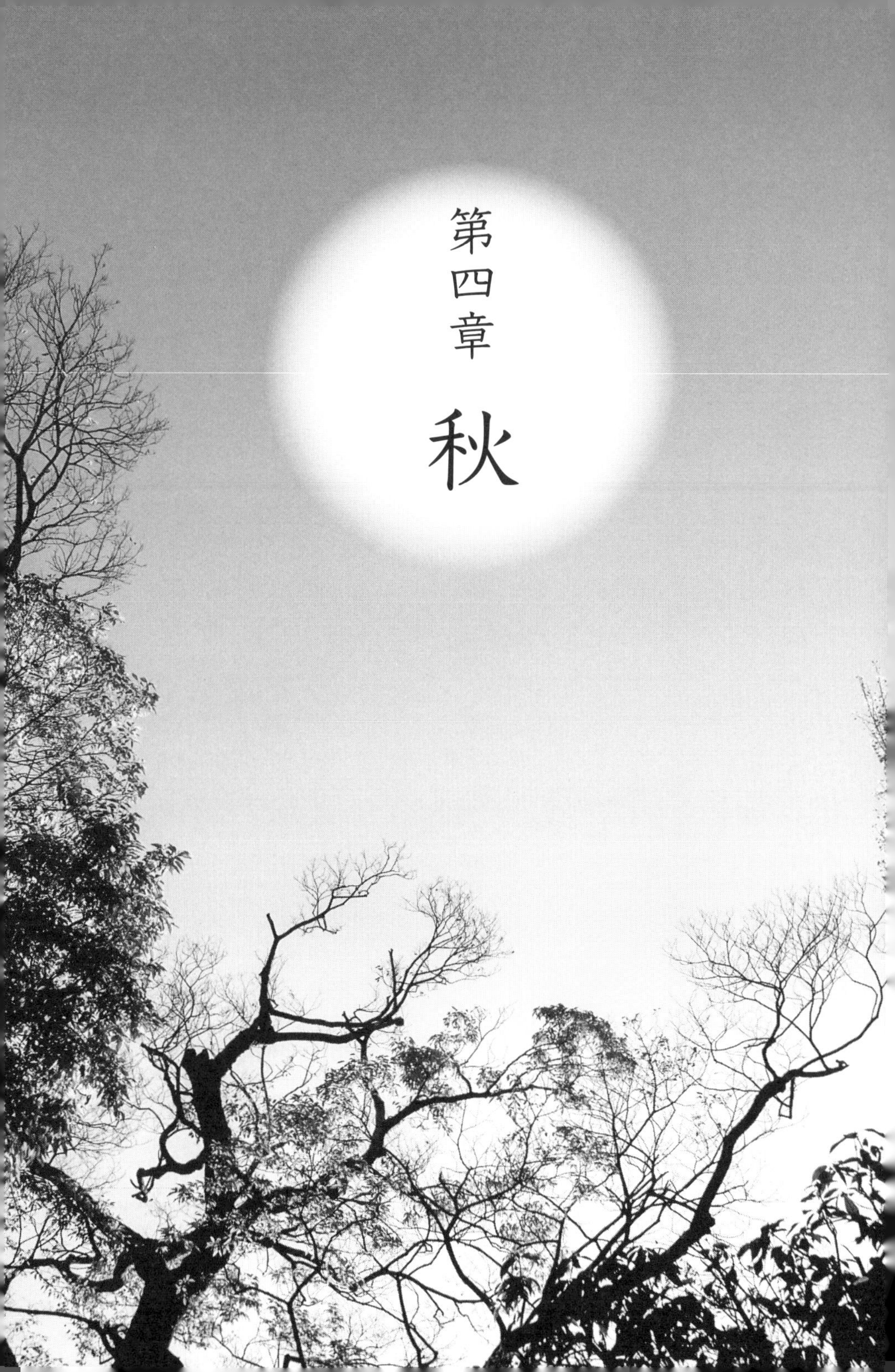

色づく秋

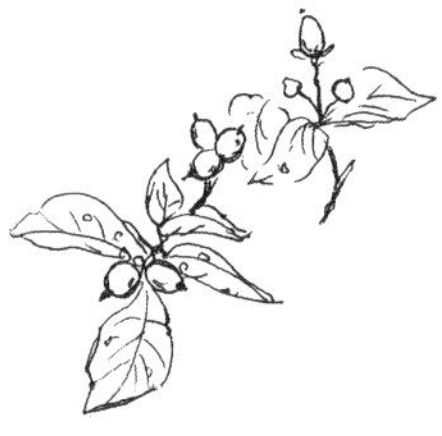

繊細な心と体へ

暑さや日差しが和らぎ、どこかほっと落ち着いた感じが出てきたら、秋はすぐそこ。ダイナミックで活発な季節から、繊細で美しい季節へと切り替わっていきます。例えば、忙しい仕事がひと段落して、趣味の世界に没頭できるような。秋は、そんな楽しみの多い時です。

秋は、リラックスと集中が同時にあって、身体感覚がいちばん高まる季節。暑さから解放され、体が急に楽になるので感覚が高まり、空気がだんだん冷たくなっていくので、凛とした集中感が生まれてきます。食欲の秋、芸術の秋などと言われますが、秋だけにおいしいものが多いのではなく、おいしいと感じる力が強くなり、美しいと感じる力が強くなる。枯れていく葉の美しさに心動かされるのもまた、秋のなす技。自然が織りなす微妙なトーンや色合いの変化、その一瞬にある艶やかではかない美しさに心を打たれるのは、心の感度が急に上がっているからです。

感じる力

心身の感度がぐっと上がってくると、今まで気づかなかった異常にも気づくようになります。

特に繊細さを増すのが、心。この時期に、つらかったことをふと思い出したり、憂鬱な気分に包まれるのは、心の感度が上がっているからです。隠れていた切ない思いや、ぬぐいきれなかった感情が立ち現れては、そのつらさ、苦しさ、切なさを解消していこうとしているのです。表に出てきた、ということは、乗り越える力が出てきたということ。乗り越えられる過去の痛みしか、出てこないのです。

大切なのは、静かに心の動きを見つめること。自然の動きに任せていると、揺れ動きながら、だんだんに静かな波に落ち着いていき、自分でひとつずつ、つらさや悲しみを乗り越えていきます。

感情が大きく動き過ぎて、自分の心を冷静に感じられない時には「心がおちつくやさしい気功」（四一頁）をしましょう。心のゆれが静かになって、客観的に心を見ることができるようになります。

体の感度が上がると、風邪を筆頭にして、発熱や下痢、体の痛みなどいろんな症状が出てくることがあります。それは、体が「今この部分を変えよう」と適切に選んでいる好転反応なので、自然に経過させましょう。自分の力で症状を乗り越えると、そのあとはとても元気になります。そして、健康な人は、敏感になることでもっと健康になります。体のセンサーが細かく適切に働いていると、異常があればすぐに察知して治そうとするし、健康体であれば、より心地よく快適に過ごそうとするので、健康にさらに磨きがかかって、ただ元気なだけではなく、充実した幸せ感を味わいやすくなるのです。

心身ともに満ち足りている状態が真の健康。だから、秋は本当の健康を手に入れる季節なのです。

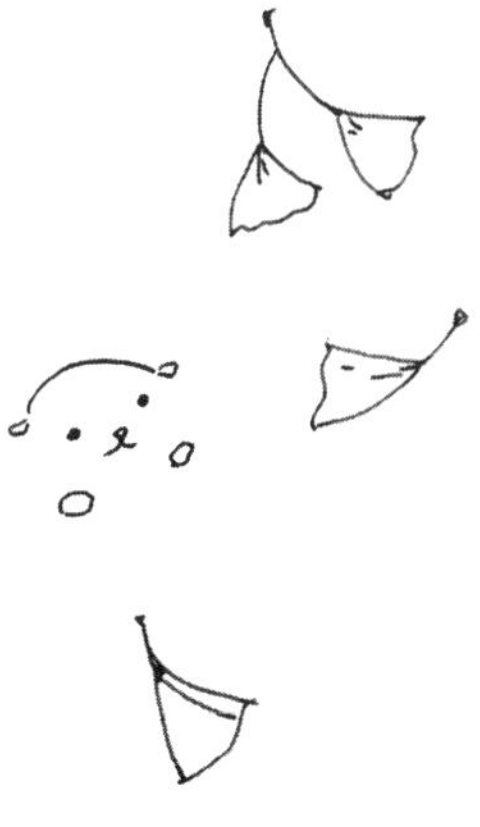

体の要、腰と腎臓

秋は、春と表裏一体。どちらも骨盤の動きやすさ、しなやかさが大切な時です。春はストレートに生殖器の働きが活発になりますが、秋は腎臓や泌尿器系がよく働くので、腎臓を元気にしながら、足腰の力を培っていくのによい季節です。

春には気温が上がって骨盤が開き、秋は気温が下がって閉じていきます。春に骨盤がすっきり開くと、秋になってスムーズに閉じていきますが、動きが鈍っている場合には、閉じようとしても偏りが生じて、腰がねじれやすくなります。

腰がねじれると泌尿器系の変動が生じやすくなり、おしっこの回数が急に増えたり、腰を痛めることも多くなります。本来繊細な季節なのに食べ過ぎたり、強い刺激や発散を求めるのも、腰がねじれているため。そうした激しさも、ねじれを解消して、骨盤の動きをよくしようとする自律的な働きの一部です。

泌尿器系の変動の上、汗をかかなくなるので腎臓の負担がより増え、腎臓が疲れると腰がつらくなります。どちらにしても腎臓と腰にスポットライトが当たっている時期なので、そこを元気にしていくのがポイントになります。

腎臓が元気になるとねじれが取れて腰も強くなり、骨盤のしなやかさが増して、秋らしい、繊細で心地ちよい心と体に整っていきます。

冷えも骨盤のしなやかさと関係があります。骨盤がしなやかに動いていて、ゆるみと引き締まりが自在な時には、冷えの影響を受けません。寒い時は体を引き締めて汗腺を閉じ、内に火を燃やすようにして体を温めて適応します。これはすべて骨盤収縮の力ですが、骨盤がギュッと固まったままだと、それ以上縮めないので冷えに対応できず、冷えを強く感じるようになります。ですから、気持ちよい春を過ごした方は寒さにも強くなり、秋から冬も気持ちよく過ごせるのです。

そして、秋に腎臓を元気にして、骨盤のしなやかさと腰の力をつけていくと、春の体の変化がとてもスムーズになります。「腰のしなやかな強さ」とは、性の力そのものなのです。

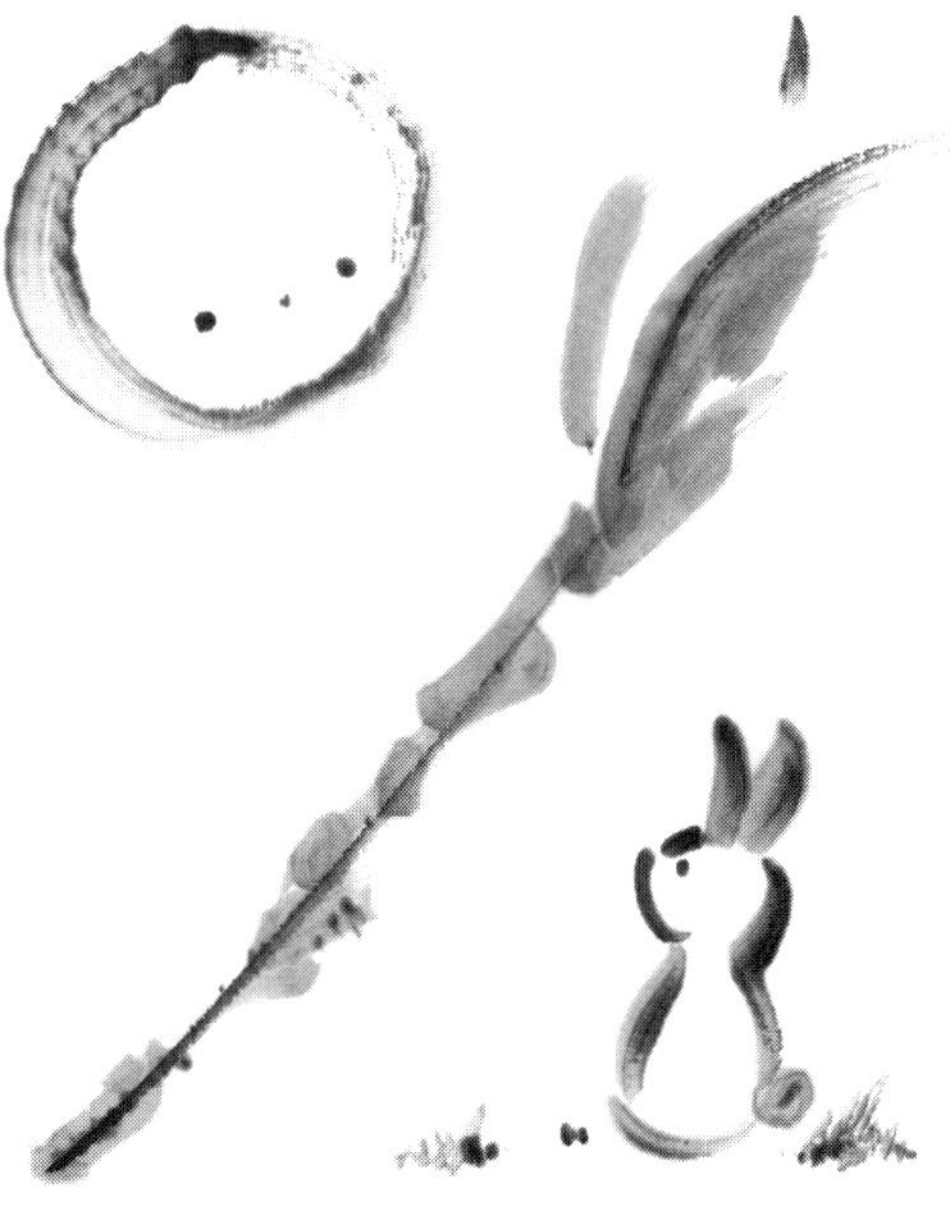

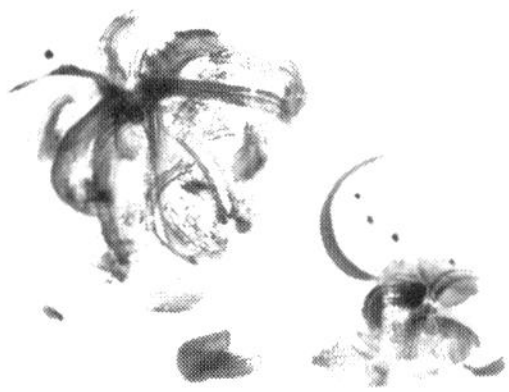

秋の気功とてあて

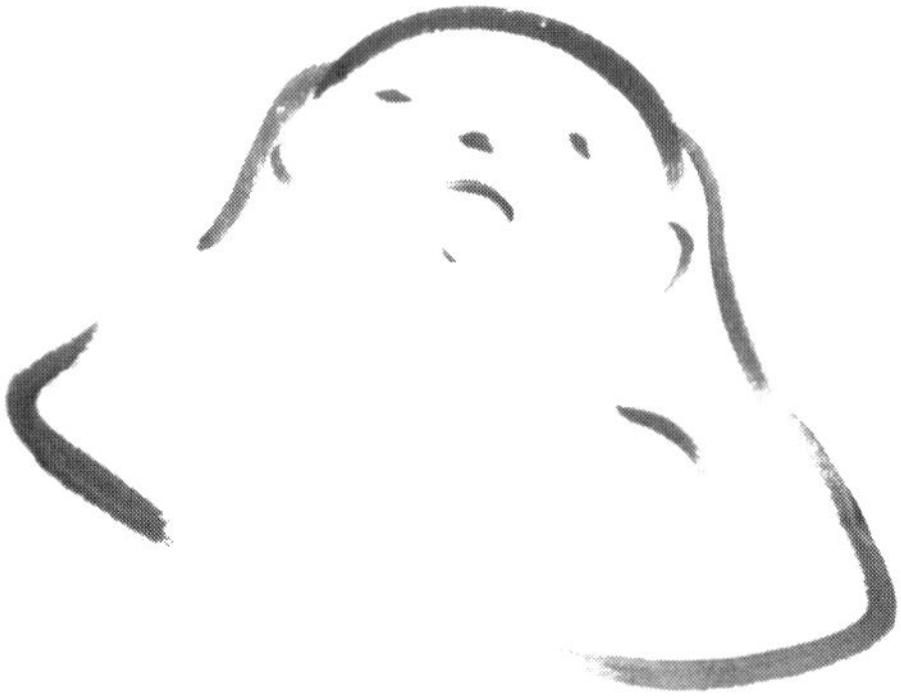

頭をなでる

ゆっくり、前から後ろへ。
ざーっと流れ落ちていくように。

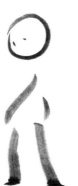

ねじりのふりこ

ふわっと軽く、腕が広がり。
お腹に巻き付くように。

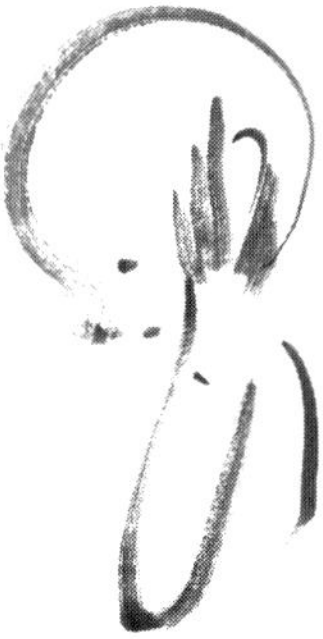

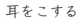

耳をこする

指の間に耳をはさんで、
しっかり上下にこすります。

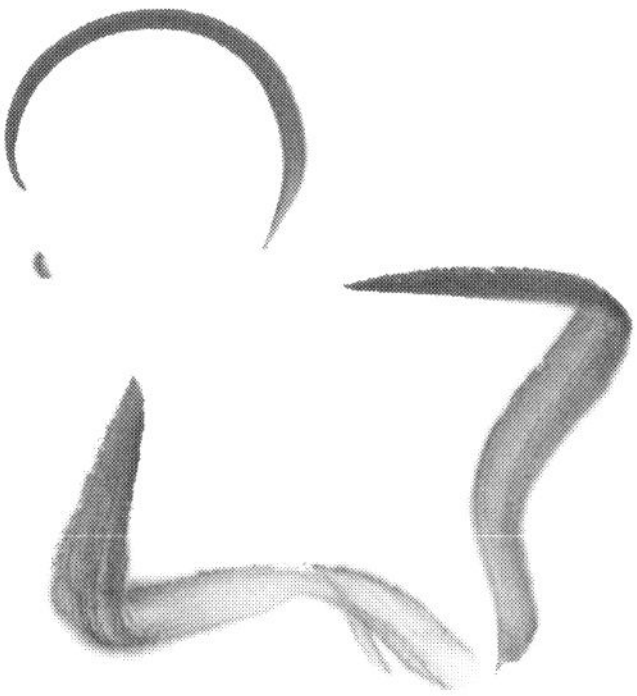

腎臓のてあて

ゆっくり腰をなでて、
腎臓のところに手のひらを止め、
しばらく、ゆっくり息をします。

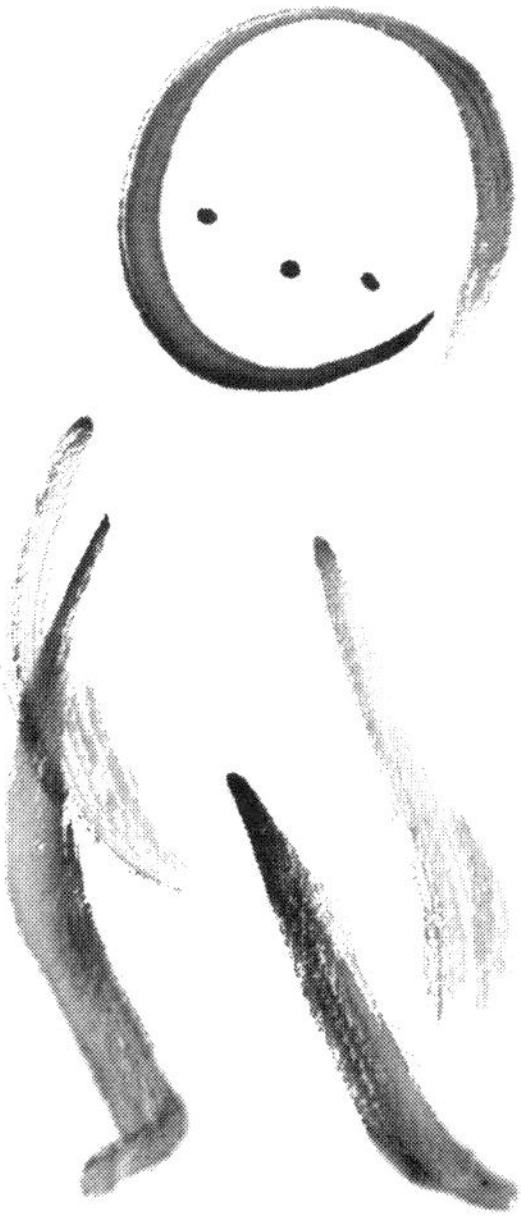

腰まわし

頭は天からぶら下がっているように。
腰が、前から右、後ろ、左と、ゆっくりまわり、
ゆっくり止まってから、反対向きにも。

頭をなでる

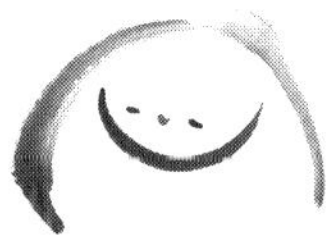

楽に座って、心地よくリラックス。
ゆっくりやわらかに、頭をなでます。
手のひらが顔の前から上がって、
後ろ側から首筋へ下りていきます。
とてもゆっくり。
頭の中のいらないものが、
ざーっと流れ落ちていくみたいに。
なでながら首がゆるみ、
頭がゆっくり前後に動きます。
回数、時間など考えず、
心ゆくまで。

大脳の緊張は頭皮に直接現れるので、頭皮がゆるんでくると、大脳のリラックスも深まります。また、首が自然に前後に動くことで脳の血行が改善し、頭のつかえが取れ、新しい発想が浮かびやすくなったり、また同じ不安や心配に縛られることも少なくなります。

あくびが出るときは、どんどんあくびしてください。大脳に酸素がたっぷりゆきわたってリフレッシュし、顎や首の緊張も取れて、骨盤が動きやすくなります。冬場も頭の緊張しやすい時期ですので、秋・冬と続けてするとよいでしょう。急に気温が下がった時にじっくり行うと、とても大きな効果があり、心が深く深くゆるんで「心身脱落の境地」に入っていきます。

耳をこする

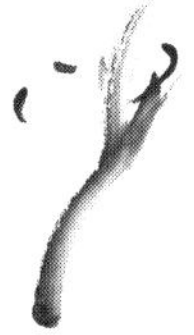

楽に座って、心地よくリラックス。
指の間に耳をはさんで、
ゆっくり、しっかりこすります。

体がぽかぽかして
ほっとするまで。

耳をこすると体が温まるのは、直接腰に響いて、内部燃焼が盛んになるから。顎の関節や耳下腺も刺激されるので、連動して肩関節、股関節、足首なども変化し、サッと骨盤の動きがよくなります。

一晩眠れないだけでも耳は硬くなるので、睡眠の質を改善するのにもよい方法です。耳をこすっている時に微妙に首が伸び縮みしますが、そうした小さな連続的な動きが、背骨全体の弾力を回復させてくれます。もちろん聴覚も変化します。

耳鳴りがしたり、聞こえにくい時には、こすったあとに「耳のてあて」を。手のひらですっぽり耳を覆うようにして、しばらくしたらゆっくり手を離します。聞こえ方が変化しているのが、その場でわかると思います。

ねじりのふりこ

楽に立って、心地よくリラックス。
まっすぐにぶら下がっているようにして、
天地を貫くように立ちます。
肩、腕の力を抜いて、膝をゆるめ、
すっと軽く、体をねじります。
遠心力で、ふわっと腕が広がり、
腰に巻き付くように動きます。
左右交互に、力を抜いてしばらく動き、
だんだんに小さな動きになって、
止まっていきます。

片膝がゆるんでほんのわずか前に出ると、その動きが腰に伝わり回旋運動になります。腕はぶら下がっているロープのようなつもりで、力を全部抜きって、足腰の力で動きます。

運動の中心は腰部、おへその裏側あたりです。

楽に動いていると、腰がほぐれて、適度にマッサージされて腎臓が元気になります。左右差が大きい時は、動きやすい方へ少しだけ大きくし、だんだんに左右同じに戻すと腰のねじれが解消していきます。

腰痛予防になるので、腰を痛めやすい方は毎日の習慣にしましょう。

腰まわし

楽に立って、心地よくリラックス。
頭は、天から糸で吊るされているように。
ゆっくり腰がまわります。
頭の位置はあまり動かず、
おへそのあたりがよく動くように。
ゆっくり止まって、反対へ。
だんだんに小さな動きになって、
ゆっくり止まっていきます。

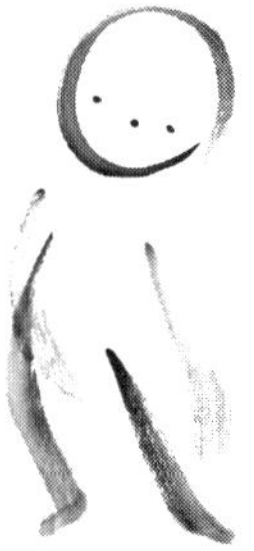

おへその高さで、水平の円を描きます。力まずに、すーっと楽に、惑星が軌道に乗って公転しているようなイメージです。
腰がほぐれて腎臓が楽になるのは「ねじりのふりこ」と同様。さらに肩がほぐれて、首や頭までスッキリしてきます。頭がブレたまま大きく動くと効果が薄まるので、なるべくまっすぐに。ぶら下がっている感覚を保って動きます。
動きづらい時は無理をせず、必ず楽な、気持ちのよい範囲で動いてください。

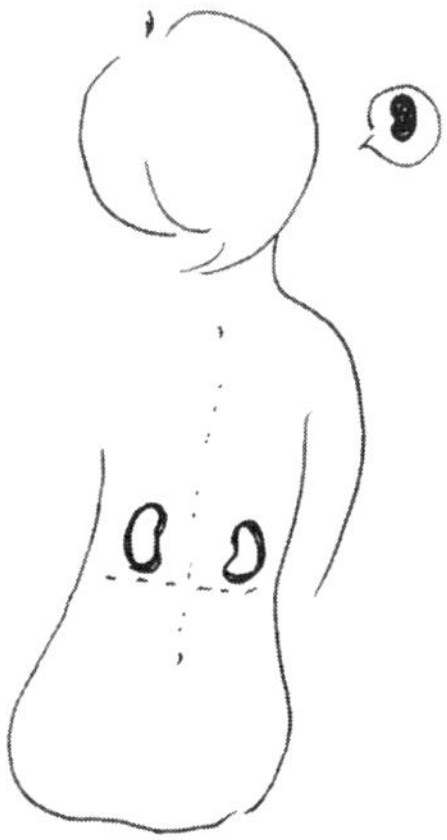

腎臓のてあて

腰をなでる

楽に座って、心地よくリラックス。
ゆっくり腰をなでます。
上は肋骨にかかるぐらいまで、
下は骨盤まで。
腕の力を抜いて、無理のない範囲で。
腰まわりがほぐれて、ぽかぽかに。

腎臓で息をする

上の方、腎臓の位置に手をとめて、
腎臓のてあてをします。
ゆっくり柔らかな息をしながら、
腎臓が呼吸しているイメージで。
息を吸うと、ふくらんで広がり、
息を吐くと、ゆるんで寄ります。
しばらくポカンとして、呼吸を味わい、
ゆっくり手を離します。

足の裏をなでる

片足を引き寄せて、
ゆっくりゆっくり、
ていねいに、心を込めて、
足の裏をなでます。
冷えている時は、
足の甲や、指の間もていねいになでます。
ゆっくり手をとめて、

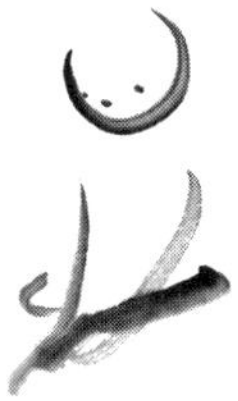

静かに離して終わります。

反対の足も同様に。


腰をなで、てあてすると、腰がとても軽くなります。後頭部のてあて「眠の法」(三四頁)をしてから、腰のてあてをすると、さらに楽になり、毎日続けていると腰がしっかりしてきます。

足の裏は腎臓の急処。なでていると足だけでなく、腰まであたたかくなってきます。冷えやすい方は、特にていねいに。

夜眠る前に足をなでると、頭の気が自然におりて、すっと眠りにつきやすく、ぐっすり深く眠れます。

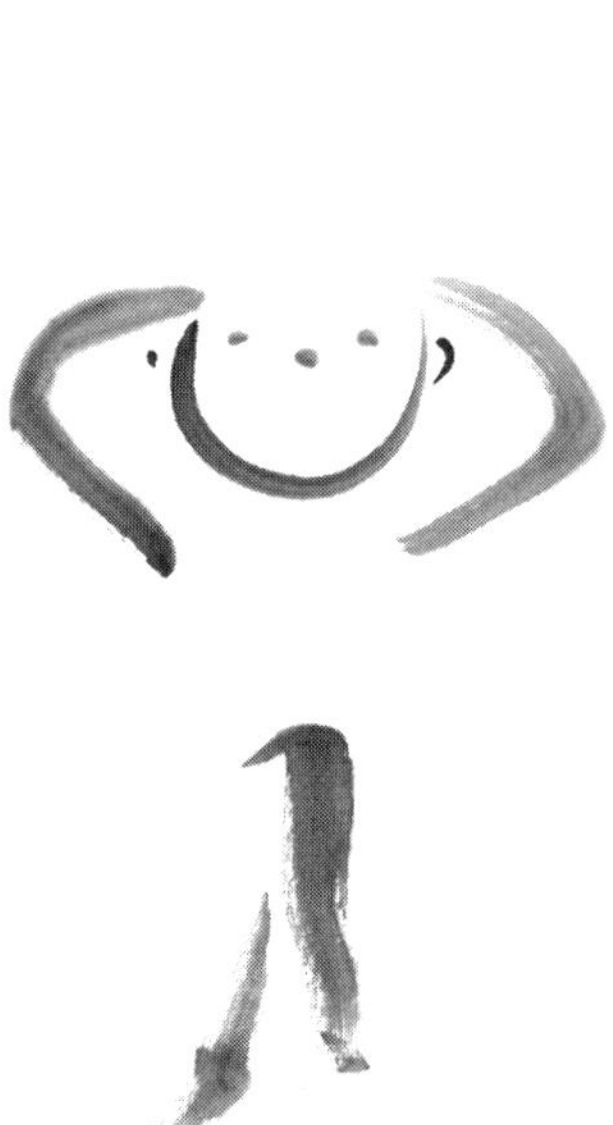

秋

気になる症状と腰と腎臓のケア

腰痛の気功レシピ

自分で治す

腰痛は、「治してもらう」つもりだと何度も繰り返しますので、自分で治していきましょう。軽い痛みであれば、痛みのない範囲で「ねじりのふりこ」を。

見返り美人

ゆっくり後ろに振り返り、腰の気持ちよさや違和感を感じ取ります。そのままゆっくり息をして、しばらくしたらゆっくり正面に戻ります。反対側も同じように。

やりやすい方へ少し大きくねじっておくと、ねじれが抜けやすくなります。何度か繰り返していると、動きやすさが変化してくるのがわかるでしょう。

大切なのは、体のセンサーを働かせること。腰のどこに違和感があるかが分かってくると、自然に自己調整がはじまります。

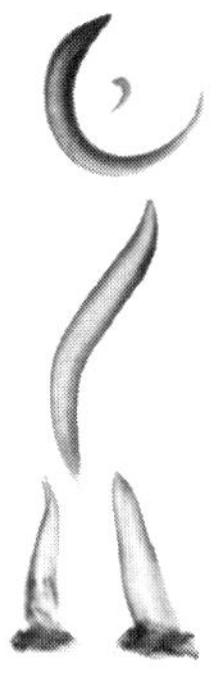

ねじりの操体法

かなり痛む時や慢性的なものでも、腰のねじれが取れると、すっと楽になるものです。

仰向けに横になり、リラックス。

腰幅に足を開いてから、

ゆっくり膝を立て、

楽な範囲で、左右に膝を倒していきます。
どちらが楽かを比べて、
楽な方へゆっくり、すーっと倒して、
腰に力がまとまるようにします。
腰に力が集まったら、
ふっと緊張をゆるめて、
しばらくその姿勢のまま……。

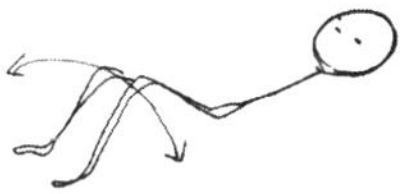

呼吸が落ち着いたら、ゆっくり膝を戻して、
もう一度動かしやすさを確認して、
ゆっくり足を伸ばして終わります。

脇腹《わきばら》のてあて

腰痛といえば、まず脇腹。

腰がねじれている時は、お腹の横、左右どちらかが極端に硬かったり、厚みがあります。

おへその左右の位置で、脇腹を横からつまんでみて、硬い側、分厚い側を、ぎゅーっとつまんで、ふっとゆるめます。分からなければ両側でもOK。ゆるむとすぐに、厚みや硬さが変わります。

さっきつまんだところに手をあてて「脇腹のてあて」をします。楽に息をしながら、しばらくポカンと手をあてて、ゆっくり手を離します。

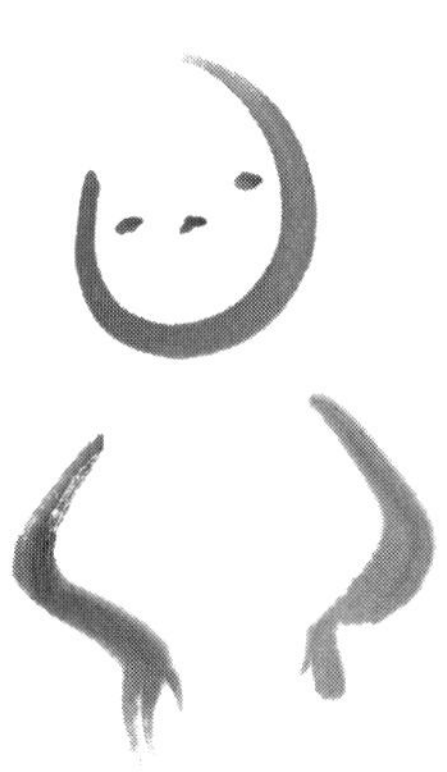

「腎臓のてあて」や、次に紹介する「内股のてあて」も合わせてしておくと、より効果的です。

頻尿の気功レシピ

内股のてあて

トイレに行く回数が増えたり、行っても少ししか出なかったり、痛みや残尿感がある時は、まず「内股のてあて」を。「腎臓のてあて」「わき腹のてあて」と併用すると保ちがよくなります。

泌尿器系の異常は、内股の緊張か、極端な弛緩として現れます。大部分は緊張して筋が張ったようになっていますので、その緊張している側の内股をゆるめます。

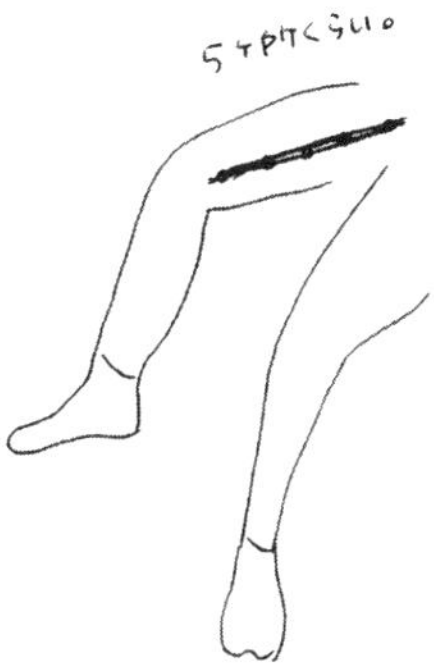

内股の筋肉を軽く押さえて、少し持ち上げ、ゆっくりおろしてゆるめます。

足の付け根のあたりから、膝の方へ、筋肉の流れにそって順々に、五箇所ぐらい。

そして、一番気になるところに手をあてて、しばらくしたら手を離します。

内股に力がなく、たるんでいるような時には、てあてだけを丹念に行います。

長距離の乗り物に乗る時は、直前ではなく、一時間以上前に「内股のてあて」をして、スッキリ排尿してから乗りましょう。寝る前も同様です。

外くるぶしのてあて

膀胱の炎症や痛みがある時は、足の外くるぶしをてあてします。下がって硬くなっている側が特に大切。足湯をしてから、下がっているのを持ち上げるようにてあてすると、すーっと変わっていきます。

冷えの気功レシピ

冷えたら温める

女性の二人に一人が悩んでいると言われる冷え。原因がわかると対策も容易になります。

冷えの原因は緊張のし過ぎ、特に骨盤が固まってしまうからです。寒い時には体を縮めて守りますが、ぎゅっと縮んだまま固まると、それ以上縮めないので、冷えを強く感じ、寒さの影響を受けやすくなってしまいます。冷えに対して大切なことは、冷えないよう過剰に防備するのではなく、緊張して固まってしまった骨盤を速やかにゆるめることです。

「足湯」はとても効果的。冷えたかなと思ったらすぐに足を温めましょう。足首は骨盤の開閉運動と連動しているので、すぐに骨盤の動きが回復して、足だけを温めているのに全身がぽかぽかしてきます。全身浴より足湯がよいですが、お風呂が沸いているなら、寒さをがまんしないで、すぐ入って温まった方が、体の弾力が増して冷えに強くなります。冷えたらなるべく早いタイミングですぐに温める習慣をつくりましょう（二一一頁）。

寒いと骨盤が閉まって緊張する。足湯をするとふわっとゆるむ。その繰り返しが、骨盤の開いたり閉じたりする動きをスムーズにして、冷えに強いしなやかな骨盤をつくってくれます。

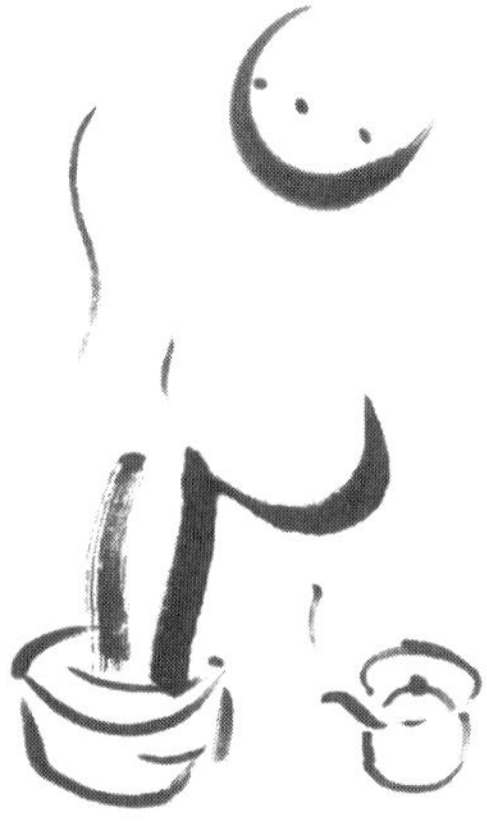

女性に冷えが多いのも骨盤が関係しているからですが、「冷えたら足湯をする」ことを続けていると、骨盤がどんどん整ってきますから、生理痛やイライラもなくなるし、肌は綺麗になるし、よいことばかりです。

足の指を開く

冷えを感じる時には、足の指の間の狭くなっているところを広げておきます。足指の股から甲までたどって、狭く感じ、つかえがあるところを、体の中心に向かってじっと押さえると、広がっていきます。足の甲、特に3・4指の間が冷えの急処です。

そのあとに足湯をするとさらに、骨盤がゆるんで腰の弾力がつき、冷えにくくなります。

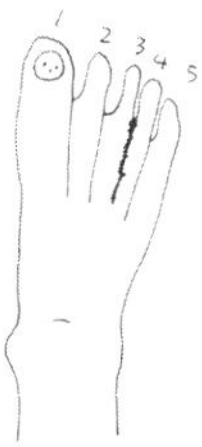

生理的な冷え

慢性的な冷え症や、膝やお腹が冷たく感じる生理的な冷えには、足の指を開いてゆるめるだけでなく、大脳のリラックスと、春の骨盤のケアが大切。

目の温湿布をして、それから足湯をします。

あくびと首まわしをして、「仙椎《せんつい》のてあて」（四六頁）と「下腹部のてあて」をしてもよいでしょう。

頭から腰へ、順々にゆるめていくことで、骨盤がしっかりゆるんで、全身の巡りが改善します。

「心がおちつく やさしい気功」（四一頁）を続けると、同じ理由で冷えが改善していきます。足腰をなでる動作をていねいに行うと、腰までお湯につかっているみたいにぽかぽかになります。

頭が楽になると、骨盤が動きやすくなり、骨盤の動きがよくなると、生理的な冷えもなくなっていくのです。

秋の憂鬱

しっとりと落ち着いた心持ちを通り過ぎて、心が塞ぎ、落ち込んでしまったら、無理に元気を出そうとせずに、体を楽にしながら、底を打って自然に心が回復してくるのを待ちましょう。心にも自然の調整作用が備わっているので、体がゆるんでくるのと同時に、心にも自然に明るさが戻ってきます。泣きたい時に我慢せず、わぁっと泣いてしまうとスッキリするのと同じです。

心が塞いでいる時は、体を左右にゆらしながら、ゆっくりお腹をなでましょう（八九頁）。

そして、みぞおちの左側を、肋骨下のカーブにそってておなかを順に押さえていきます。ゆっくりすーっと指を入れては、ふわっとゆるめる。柔らかく、肋骨にそって何箇所か。硬さや違和感のあるところを、ていねいに。終えたら手をあてて、しばらくしたら、ゆっくり手を離します。

ここは「感情活点」と呼ばれる感情の起伏の急処で、イライラしたり、キリキリする時も、ここがゆるむと変わります。

つらかった記憶が蘇って、体が固まってしまうこともあります。また、はっきりわからなくても、様々な過去の経験が体をしばり、心を狭めていることがたくさんあります。

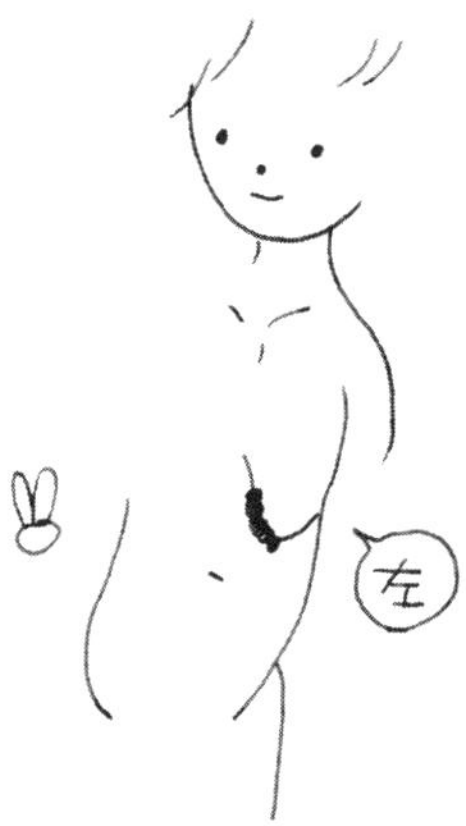

秋は、そんなつらかった思いや、悲しみ、理不尽で納得のいかない怒りや不満など、大きな心の傷が癒えていく季節。一つ一つ、表に現れては楽になることを繰り返しながら、心の中の大掃除が静かに進んでいきます。

心の傷痕は、体の中の細かな違和感としてあちこちに残っているのですが、普段は気づかずに蓋がされています。秋は感覚が繊細になるので、奥にしまってあったつらさや悲しみが、ふっと顔を出してくるのです。

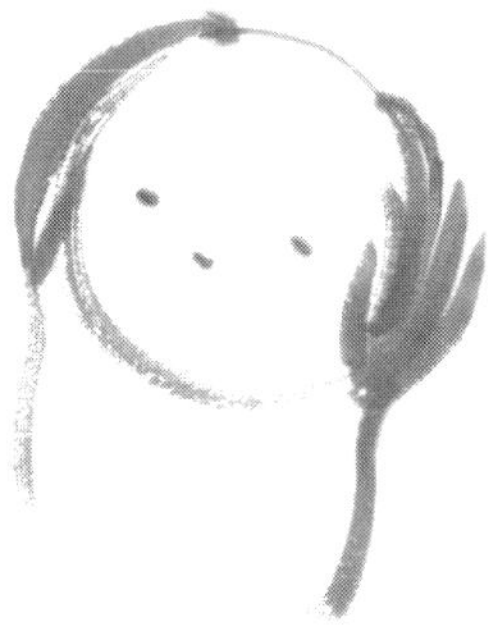

すべては記憶と繋がっているので、まず頭からゆるめていきます。

「頭部活点のてあて」（九三頁）をして、「頭をなでる」動きを、ていねいにていねいに続けていきます。そして、ゆっくり体をなでたり、ゆらします。

ゆれる時は体に任せきるようにして、ゆっくりゆっくり無心になって気持ちよくゆれます。

ふわーっと体がゆるんで気持ちが楽になったら、そのまま横になって少し休みましょう。普段は手の届かない、深い部分が変わっているので、心だけでなく体が劇的に変わることがあります。

「心がおちつく やさしい気功」も、心の傷を浮き上がらせ、きれいに洗い流してくれます。心ゆくまでリラックスして、習慣にしていきましょう。寝る前にすると、その日の疲れも同時に抜け、眠っている間に心のクリーニングが進みます。

秋の心と暮らし

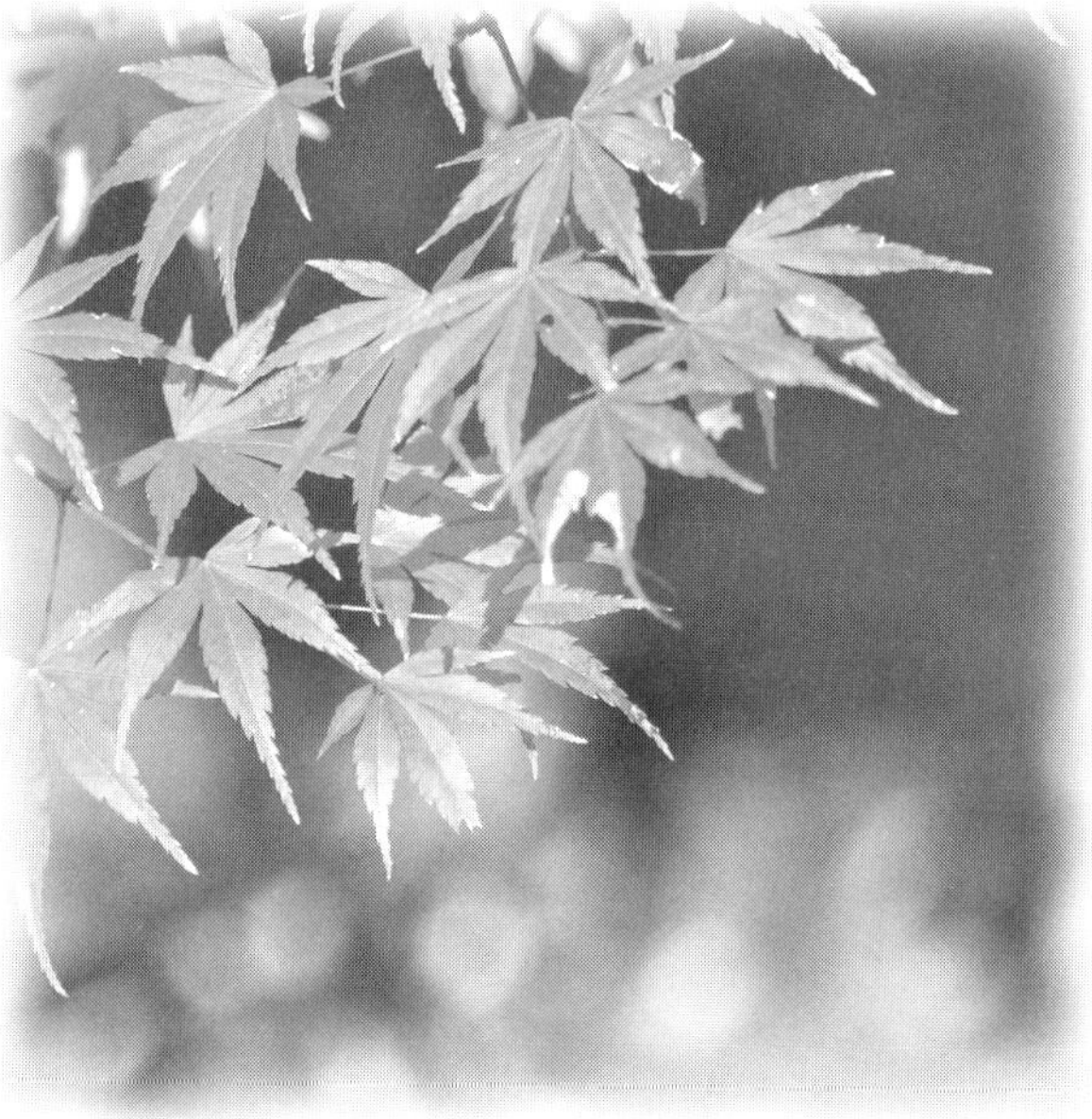

足湯のすすめ　…部分を温めると全身が変わる

秋になると、体を温める効果が顕著に現れます。体が疲れたり、壊れたりするのは、体を偏って使うために、どこかに大きな負荷がかかるからです。だから、全身浴ではなく、部分を選んで温めると、とても効果が大きいのです。

秋の足湯は特におすすめです。

足湯をすると、骨盤がゆるみ、腰のねじれが取れて腰と腎臓が楽になります。ねじれている時は片側の骨盤の動きが鈍っているので、必ず左右差を確かめて、鈍って温まりにくい側を二分多く温めてください（二一一頁）。

冷えにも足湯。足の指を開いてから足湯します。

風邪の初期にも足湯。さっと汗と熱が出て、左右のバランスが整ってしまうので早く経過します。足湯が終わったら、必ず水を飲みましょう。

　喉が痛い時も足湯。土踏まずの固いところを押さえてから足湯すると、喉が楽になります。

　そのほかの症状や、なんだか調子がすぐれない時にも、足湯をするとがらっと体調が変わることがあります。骨盤の動きがしなやかになることの派生効果は想像以上なので、なんか調子が悪かったら「足湯でもしてみようか」というように、さっと試してみてください。

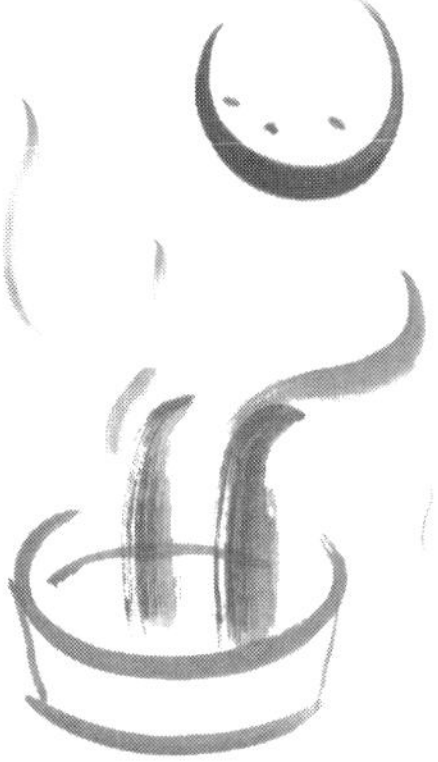

汁物と繊細な味

　お彼岸をすぎると、汁物がおいしくなってきます。気温の低下と共に少しずつ空気が乾いてきて、体も乾きやすくなっているからです。

　秋分から春分までが、乾燥が強く、水分を積極的にとった方がよい季節。真冬になると暖房も入って、冷たい水の方が吸収がよいのですが、秋は温かい汁物で水分をとるようにすると吸収されやすいのです。お味噌汁やスープをメインにしたり、鍋もいいですね。おかゆや雑炊は減食にもなり、お腹も元気になります。

　そして秋は、上品な薄味が心身を潤してくれます。茶事で、お茶を味わうために先に出される、簡素で心のこもった「懐石料理」。懐石のいわれは、かつて禅僧が、温めた石を懐に入れて暖をとったことからだそうですが、上質な食事は、一口で身体中に滋味が広がり、なんとも幸せな懐のあったかい感じがするものです。

美しいものにふれる

晩秋には紅葉が始まり、ふと足を止めて眺めたくなるような光景に出会います。秋は美しいものに自然に目が向き、天然の芸術が花開いている彩の季節。外へ足を運んで美しい自然の機微を味わったり、美しい音楽を聞き、絵や写真を眺め、心を揺さぶられるような感動と共に過ごしていると、感覚が磨かれて心の底から元気になっていきます。

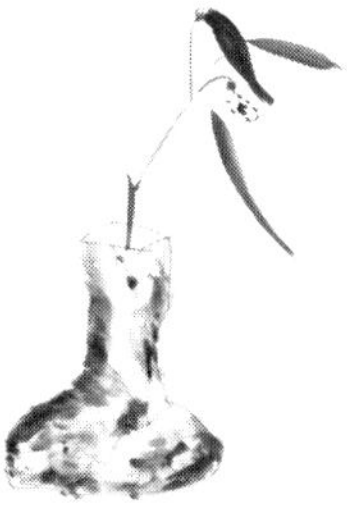

美というのは、生命の本質にふれる体験です。美しいと感じるのは、生命の持つ根源的な働きです。身体の内の何かと、外側の何かが響きあう。瞬間にきらめくものに出会い、心が動き、思わず引き込まれていく。それは生きている本質です。

何のために生きているのか、それはわからない。しいて言えば、美しさに出会うために生きているのかもしれません。刻々と移りゆく刹那に生を受けているからこそ、美しさは際立ち、美と巡り会うことで生命の灯が燃え、瞬間瞬間を全霊で生きていくことになるのです。

秋は、素直に、美しいものに目が行く季節。春は感じるより先に、そのものと溶け合うような感覚。秋は繊細に、細やかに感じ、そこからひとつになってゆく、その気持ちよさを遠慮なく味わってください。瞬間に、深く、自分をなくして。

毎日が瞑想　…一番簡単な瞑想法

瞑想というのは、自分を無くすることです。自分がなくなると、この美しい世界全体が、そのまま自分になります。

秋に、心身の変化が進んでいくと、自然に瞑想的な境地を味わうことができます。

おそらく一番簡単でやさしい瞑想法は、お散歩です。「歩く瞑想」と言い換えてもいいですね。そう思うと、散歩の仕方もまた変わってくるだろうと思います。

マイペースで気持ちよく。そして心持ちゆっくり歩きます。安全で、歩きやすくて、美しい散歩道を選びましょう。

京都東山山麓には、疎水にそって「哲学の道」があります。今では観光地ですが、哲学者の西田幾多郎やその門下生が歩きながら瞑想し、自他を超えた純粋意識を体験していた美しい道です。疎水にそってさらに進むと、気功協会の事務所のある北白川に至ります。

好みの道をみつけたら、人通りの少ない、よい時間を選んで歩きましょう。そして、ふと立ち止まって、自然と一つになる。そういう瞬間を持ってください。深い境地に一瞬で到達していることも珍しいことではありません。

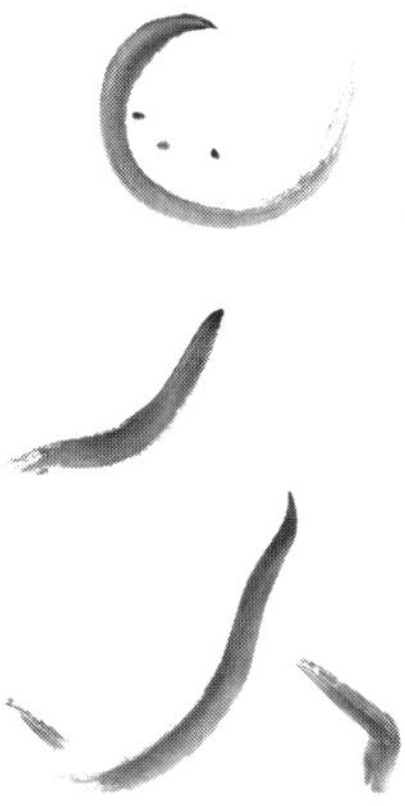

私たちはもともと自他の区別のないところに住んでいました。生まれた時はもちろん、幼児期まではみんな「私」という主語がありません。だからふと美しいものに出会うと、「私」という意識が消えて、そのものとひとつに溶け合っていくのです。

そんな体験は、散歩だけではなく、花を活けている時や、一服のお茶をいただいている時、料理に集中している時や、何かに夢中になっている時など、瞬間瞬間に、散りばめられています。

気功も、深い瞑想体験です。頭を空っぽにして、ゆっくり繰り返し動いていると、瞑想の境地はどんどん深まっていきます。

散歩と気功の組み合わせもよいものです。気功をして散歩し、散歩して気功をすると、ただ何も考えずに歩いているだけなのに、とても気持ちよい感覚に包まれていきます。

自然のただ中で気功をすることも、とてもすばらしい瞑想です。天地自然と一つになっているような感覚を味わい、自分が無い世界へ足を踏み入れていきましょう。

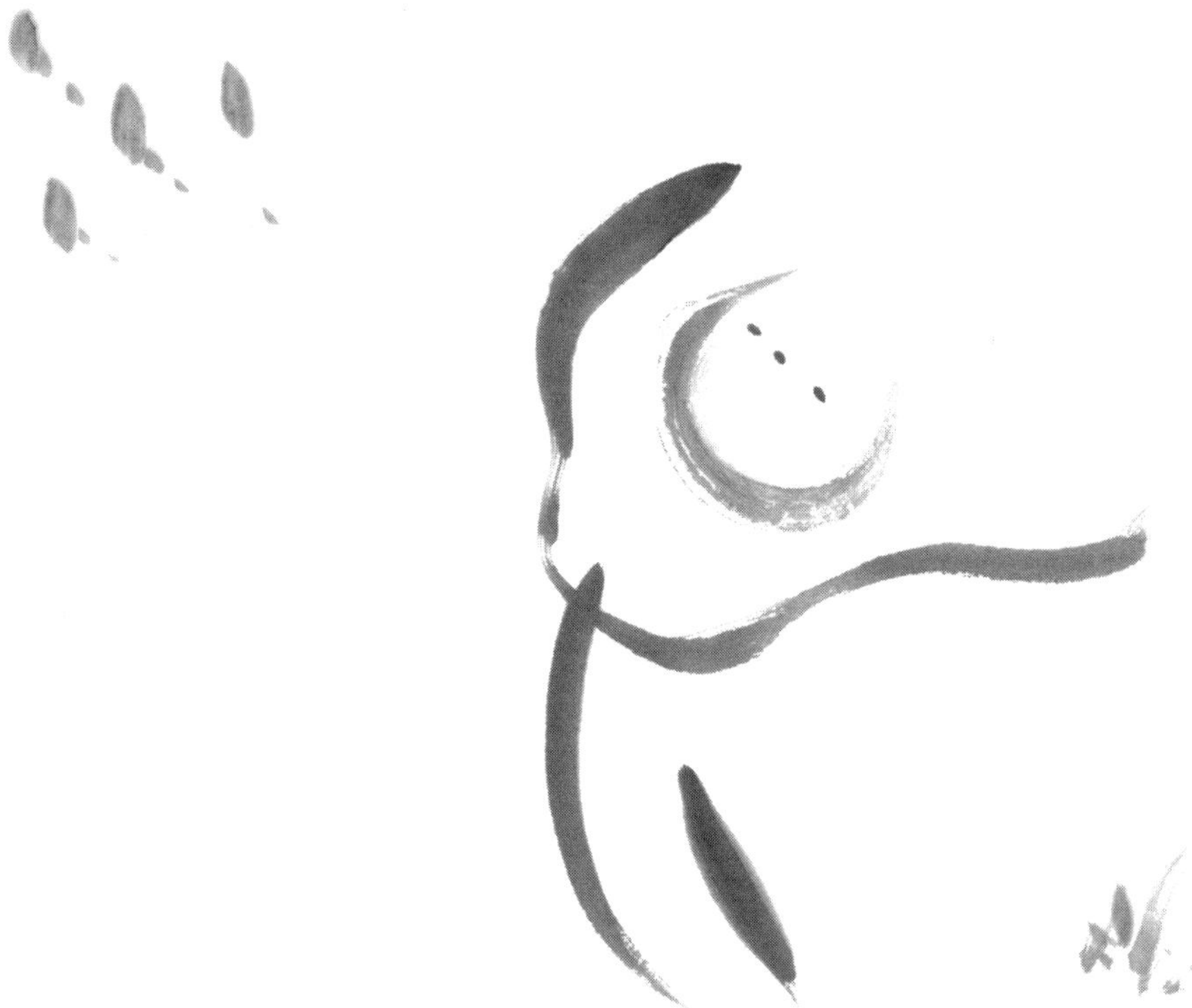

コラム

人生の秋

…更年期・成熟期

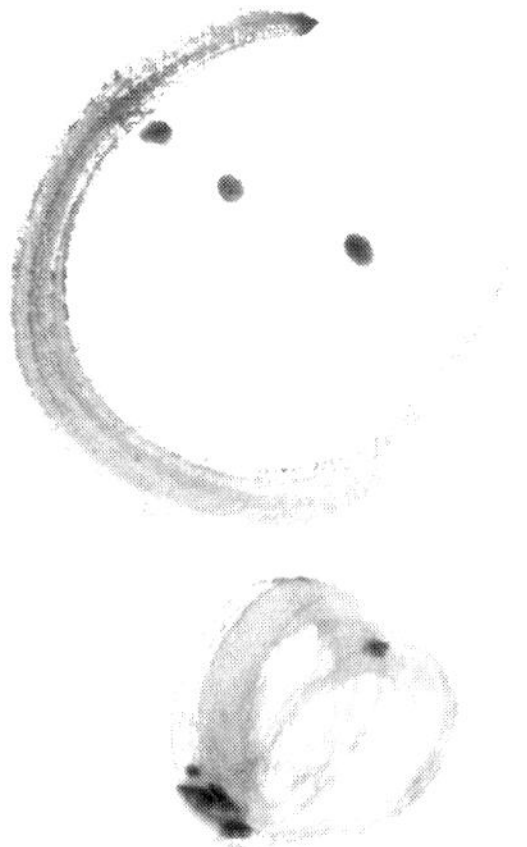

第二の人生へ

更年期という大きな体の節目は、「人生の秋」の訪れを意味します。

秋は涼しくて過ごしやすく、ほっと心が落ち着き、美しく実り豊かな季節です。更年期には心身の変動が大きいことがありますが、その山を越えると、とても安定して味わい深い、いわば第二の人生が眼前に広がっています。

子どもから手が離れたり、年齢的にも家庭や職場の環境が変わる頃でしょう。女性にとっては、子どもを生み育てるための体の準備態勢を全面的に変更し、その分のエネルギーをどこにでも使ってよいことになるので、「ここからが本番！」みたいに自由に活躍される方も多いもの。

ただし、切り替わりのタイミングは、女性が最も弱い時期にあたるので、急に体力が落ちてふらふらしたり、のぼせたり、子宮や卵巣系統の大きな病気にかかることもあります。「ここは山場」と心を据えて、無理をせず、ていねいに体と向き合って、万全のコンディション調整をしていきましょう。第一章を参照ください。

そんな山場をすんなり越えていく時もあれば、険しい時もあり、どちらもとても大切な、しっかり体に気を集めて過ごす変化の時。更年期の過ごし方次第で、人生後半の彩りと豊かさが大きく変わっていきます。

更年期以降は、安定した人生の成熟期なのです。

エコロジーシフト

成熟期にあるしっとりと落ち着いた感じは、夏の盛りを越えてすっと心地よくなる秋の感覚と、よく似ています。体力や身体機能が徐々に衰えていくのは、とても自然なこと。大切なのは、その時々の身体状態に合わせて、無理のない、ちょうどよい暮らしを選択することです。元気いっぱいで活力があることを誰もが望みますが、実際には元気を余らせて本来必要のない病気を作ったり、やりすぎてトラブルが起こるようなことが多く、一見トーンダウンしたかのように見える成熟期の方が、心の葛藤が減ってスムーズに体が動き、穏やかで持続的な幸福感を味わいやすいのです。

体力の衰えに無理に立ち向かうのは、寒さに凍えながら夏のマリンスポーツを楽しむようなもので、大きな消耗と疲労を伴います。秋には秋の楽しみがあるのですから、それを存分に味わえばいい。体力が落ちた分は、身体感覚を磨いて、普段の体の使い方や姿勢を変え、省エネでエコロジカルな身体に切り替える、いわば乗り換えのチャンスです。

秋は心身の変化が大きいので毎日の気功を勧めますが、「人生の秋」にも気功は大活躍してくれます。

まずは、力を抜いて楽に動くこと。

第二に、身体感覚を働かせて、もっと楽で気持ちよい、自然な動き方に馴染んでいくこと。

そして、本能的な勘を働かせて、自由自在な動きや生活を楽しんでいくことです。

先を見通すことで、山も超えやすくなり、更年期の変化もスムーズになるでしょう。

第五章 冬

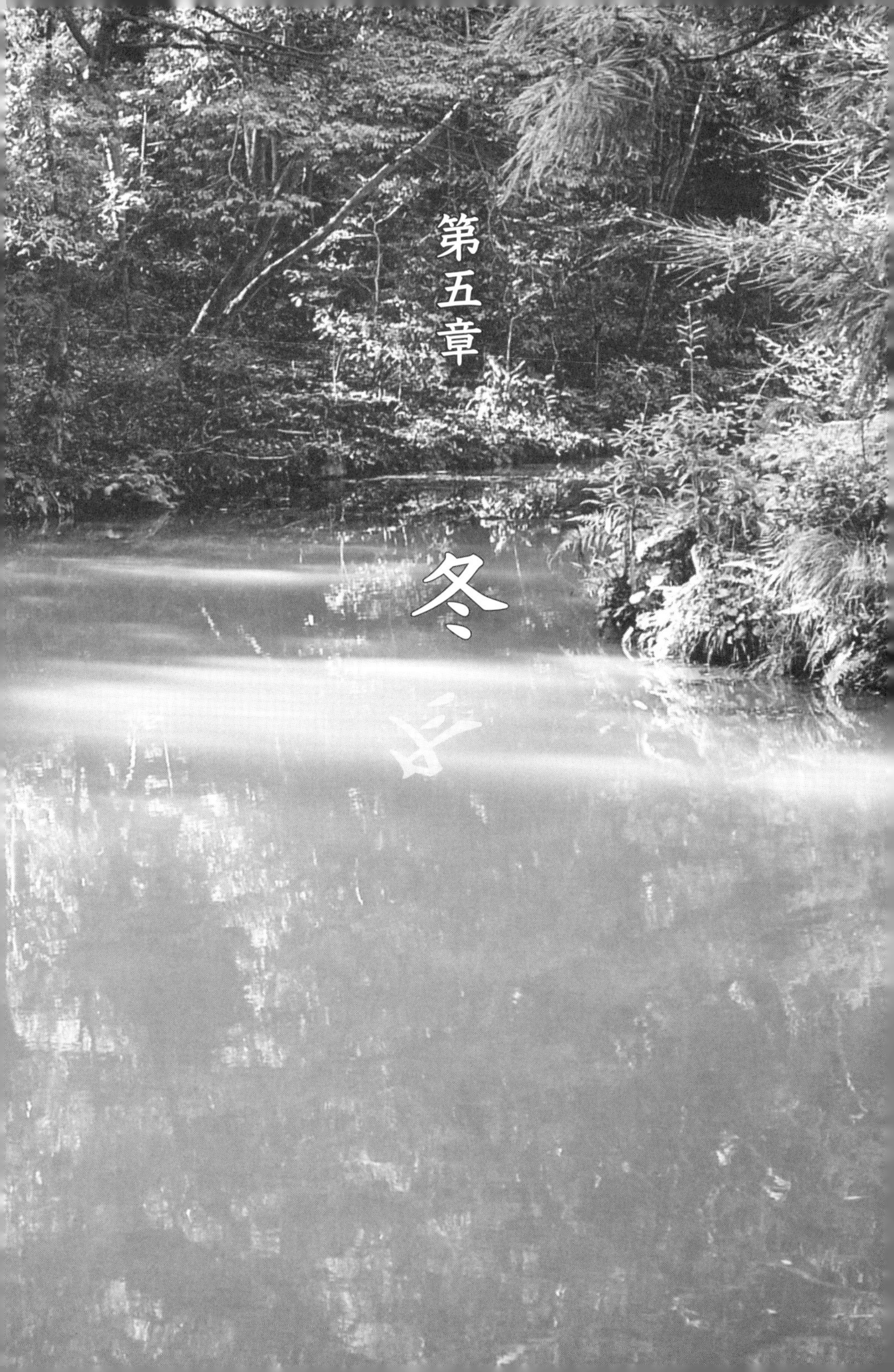

凛とする冬

御霊《みたま》のふゆ

冬の語源は「殖《ふ》ゆ」。

すっかり葉を落とした木々が次の芽吹きの用意をしているように、私たちの体にも、すでに春の準備が始まっています。冬の間に殖やすのは、新生の季節・春に向けての生命の息吹。凛とした引き締まった空気の中で、骨盤が閉じ、内にエネルギーを蓄え、ギュッと凝縮させて、その圧縮された大きな力が、春の心身の変化を引き起こすのです。

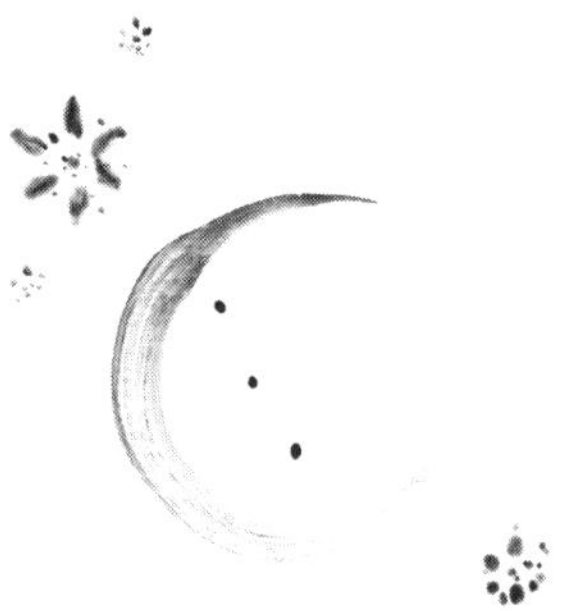

集中力、思索力が高まる

骨盤が閉まると体が引き締まり、集中力が高まります。年末年始は慌ただしくなりがちですが、本来冬は清らかな静けさがあり、落ち着いて一つのことに打ち込むと成果が上がりやすい時です。そして春になると骨盤が開いて体がゆるみ、自然といろんなことに興味が湧いて、次々と新しいことに取り組みたくなります。

また、冬は大脳が活発に働いて、思索が深まりやすい季節です。体が寒さに対応して熱やエネルギーを外に漏らさないように変化するので、骨盤の大きなエネルギーが分散されずに頭に上がるためです。北方へいくほど思索的な傾向が強くなるのもそのためで、平和で温暖な地域に住んでいると、心理的にもオープンで、こだわらない傾向があります。

目を休めるとほっとする

集中力や思索力が高まるのはとてもよいことなのですが、過剰に緊張すると心が休まらず、不安や心配がぐるぐるまわったり、イライラが続いて神経的に過敏になりがち。だから、冬には大脳をゆるめ、休める工夫がとても大切になります。最も簡単なのは、目を温めたり、てあてすることです。目はいわば、前に飛び出した大脳。目が楽になってくると、大脳のリラックスも深まり、ほっと落ち着いてきます。

先行きの不安　…首をゆるめる

首も緊張しやすいので、首を楽にすることも大切です。首がゆるむと、大脳の血行がよくなります。心臓のある左側が主に血液の上る側、右は下りる側です。だから左が緊張すると頭が働かず、右が緊張すると同じ考えが頭の中でぐるぐる回ります。

資金繰りが難しくて困ることを「首が回らない」と言いますが、この先どうなるんだろうという切実な不安も、首をゆるめると楽になります。不安なままだと、体が萎縮して動きにくくなりますが、不安がなくなると、「今できることをしよう」という心持ちになり、切迫した状況の中でも余裕とゆとりができ、行動しやすくなります。

心理的な切迫感は、無くそうとするほど高まってしまうものなので、何か気になった時には、心のことはむしろ忘れて、まずは体を楽に、気持ちよくしていきましょう。

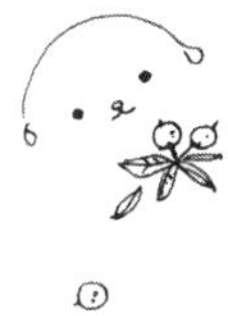

体の乾燥注意報

空気が乾いてくるので、何もしないでいると体はカラカラ、肌はカサカサになりがち。乾燥に対しては体の警戒体制が鈍いところがあるので、空気が乾いてきたら、積極的に水分を取って、体を潤していくことが大切です。暖房も入るのでよけいに空気が乾き、特に温風暖房の真正面にいたり、電気毛布やコタツで寝るとものすごく体が乾いてきます。

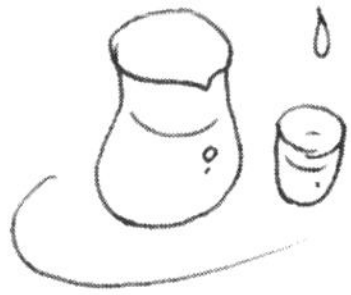

冬になって体を壊すことの多くが乾燥の影響です。体が乾いてしまうと、他に何の異常もなかったのに、急に目が疲れやすくなる、尿が濃くなり少ない尿が何度も出るようになる、体がむくむ、喉が痛む、むせるような咳になる、頭痛や肩こり、皮膚の痒み、関節や筋肉の痛み、神経の過敏、冷えなど、様々な症状が出てくることがあります。

秋のうちから水分をとることを心がけて、暖房が入る頃になったら、水をちょっとずつ味わうように飲むようにします。

体が潤ってくると、動きやすさや、気持ちよさ、肌の艶や張りも変わってきます。目の疲れも軽減して、頭も楽になります。

効果的な水の飲み方は「水を飲むと体が潤う」（一五〇頁）を参照してください。

春を迎える準備

春になると、体が次々に開き、ゆるんでいきます。いちばんはじめの変化は頭部。だから冬に頭をゆるめると、自然に春を迎える準備になります。頭がかちかちだと、春になっても骨盤がなかなか開かなくて、大風邪を引いたり花粉症になって、なんとか体を変えていこうとするものなので、冬の間の養生がとても大切なのです。

目を休める、首をゆるめる、頭をなでて頭皮をゆるめる、こまめに水を飲む。そうした習慣が、心地よい春の訪れを招くのです。

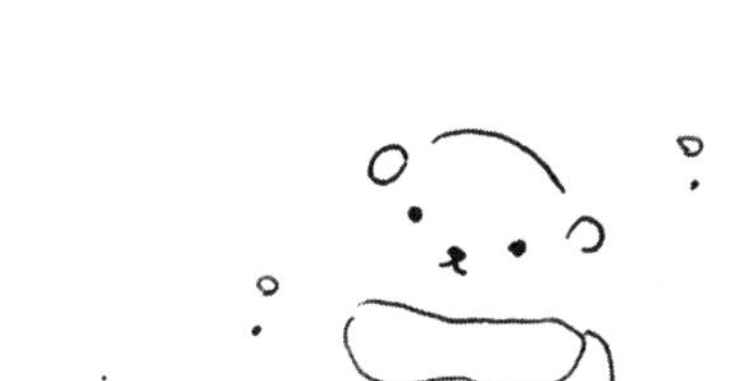

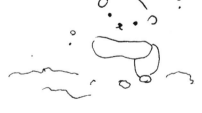

冬の気功とてあて

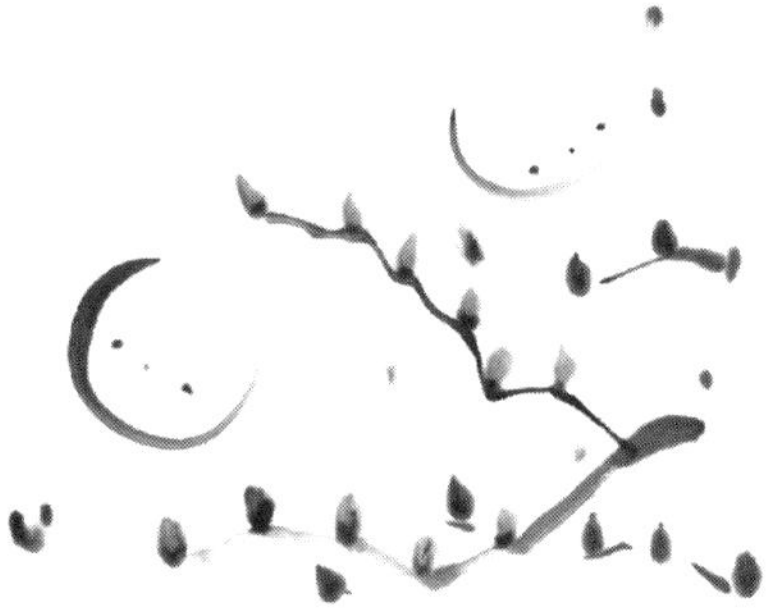

首まわし

ゆっくり、ゆっくり、
頭の重みで
自然にころがっていくように。

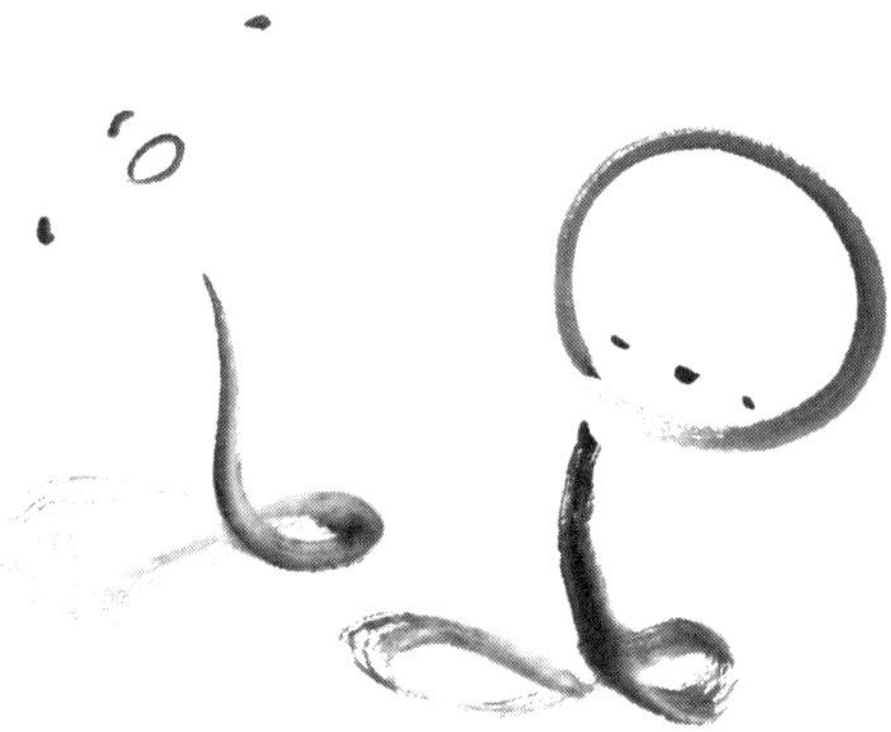

のびをする

ゆっくり気持ちよく、
うーん、と伸びたら、
ふっと力を抜いて、
ゆっくり腕を下ろし、
一息つきます。

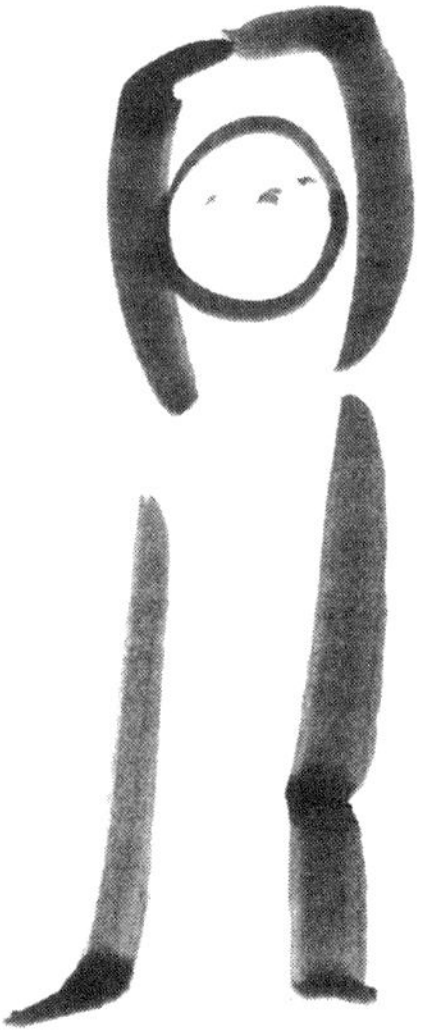

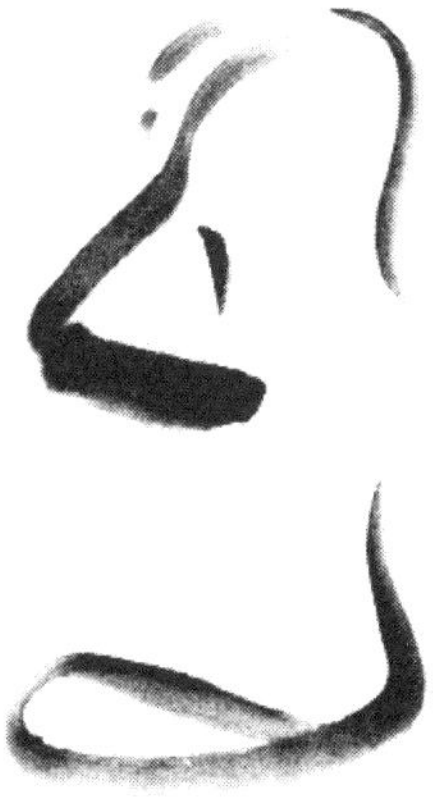

目のてあて

少しだけ上を向いて、
手のひらでふわっと目を覆い、
しばらく、ゆっくり息をします。

耳もみ

しっかり耳をつまんで、
ぎゅーっと引っ張ります。

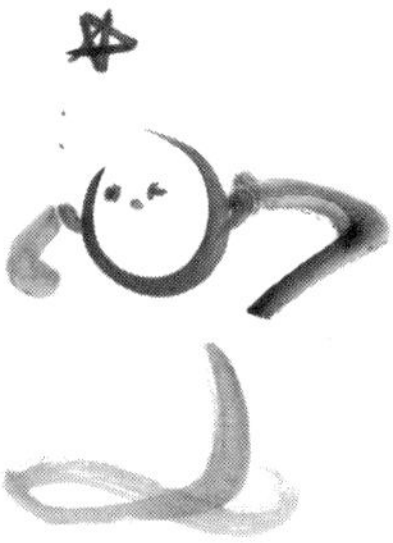

横になってのびをする

いろんな姿勢で、
うーん、と気持ちよく。
ふっと全身の力を抜いて、
2、3呼吸、そのままの姿勢で休みます。

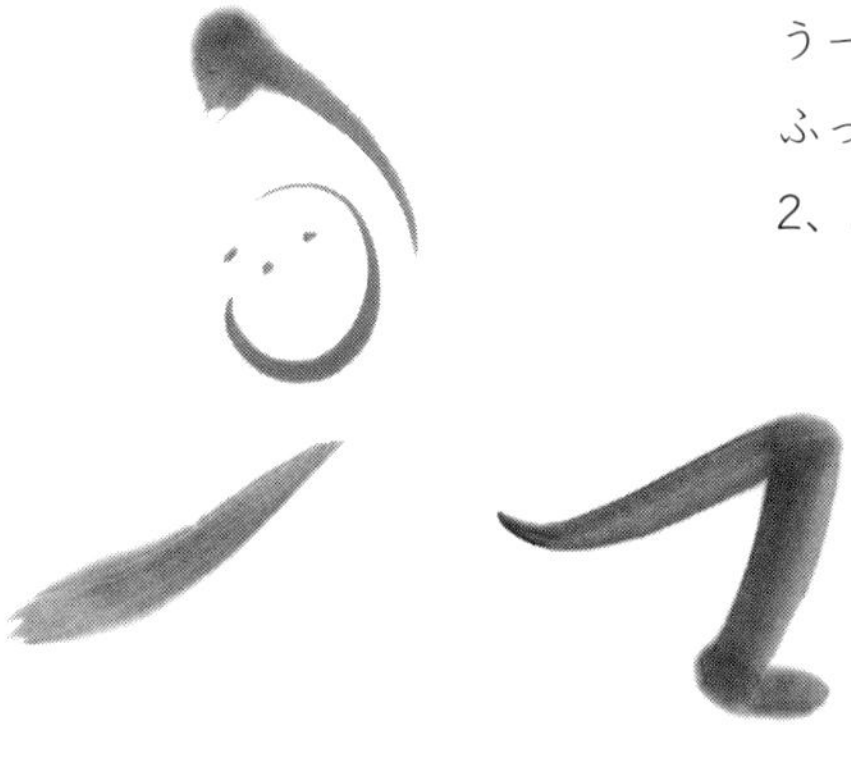

のび

上下の伸び

楽に立って、心地よくリラックス。
呼吸が落ち着いてきたら、
腹前で軽く指を組み、
体の前をゆっくりゆっくり上がり、
すーっと上に伸びていきます。
首も少し上を向き、
腰に心地よい反りが出て、
全身の気持ちよさを味わい、
ふっ、と力を抜いて、
ゆっくりゆっくり下りていきます。

お腹に下りたら、ふーっと一息ついて
また同じように、もう2回ほど。
ゆっくり指をほどいて終わります。

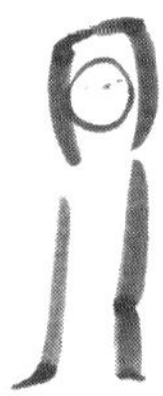

横になって伸び

楽に横になって、
「うーん」と気持ちよくのびをします。
ふっと、全身脱力。
しばらくそのままの姿勢で休みます。
呼吸が落ち着いたら、
もう一度、「うーん」。
体に任せていると、
いろんなポーズになります。
もう一度、「うーん」。

呼吸が落ち着いたら、うつ伏せに転がって、
それから起き上がります。

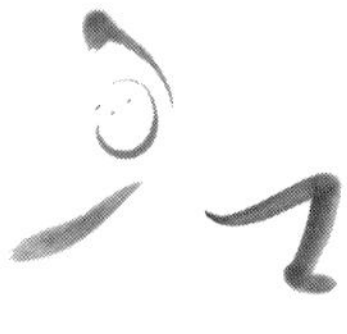

伸びは、手軽な全身調整法。ふっとゆるむコツを
つかんだら、伸びだけでどんどん体が変わります。
「上下の伸び」は、首と腰が同時に変化するのが
ポイントです。ゆるんで下りてくると同時に、何と

も言えないほっとした感じが増して、体に自然に目が向くようになります。気功を始める時、最初にやることが多い動きです。

「横になって伸び」は、疲労調整に最適です。体が疲れている時は、どこかだけが過剰に緊張しているものですが、体に任せて、気持ちよく「うーん」と伸びをすると、その緊張部分をほぐすような動きになるのです。慣れてくると、ピタリと的が絞られて、ふっと疲れが抜けるようになります。寝る前にすると、一日の疲れが取れ、深く眠りやすくなります。

首まわし

楽に座って、心地よくリラックス。
肩や腕の力も抜いて、
ゆっくり首を倒し、

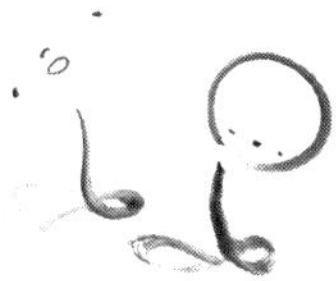

頭を前にぶらさげていきます。
頭の重みで、自然にころがっていくように、
ゆっくりゆっくり、
気持ちよく首がまわっていきます。
スローモーションのように、
ゆっくりゆっくり……。

痛みやつらさがある時は、
その場所を自然に避けるように動きます。
首のまわりの気持ちよさを感じるように、
ゆっくりゆっくり……。
後ろへ回していく時は、
自然にあごがゆるんで口が開いてきます。
ふわーっと自然にあくびがでることも。
ゆっくり止まって、
反対へも同じように。
ゆっくり正面で止まって、
すーっと楽に、首をまっすぐに戻して終わります。

時間を気にせず、体の心地よさを味わいながら。静かで心地よい音楽をかけながらするのもよいものです。

始めはコリや痛みを強く感じることもあるので、無理せず、必ず楽な気持ちよい範囲で動くようにします。力を抜いてゆっくり動いていると、感度が上がって、気づいていなかった違和感に気づくようになり、続けていくとそうした潜在的なコリもほどけて、とても美しい首になります。

首が変化してくると、胸の緊張や、腰の緊張もほどけていきます。背骨はひとつながりなので、頚椎が動けば、胸椎も腰椎も動いてくるのです。首がほぐれていく効果は想像以上のものがあり、実はあらゆる症状に卓効があります。

耳もみ

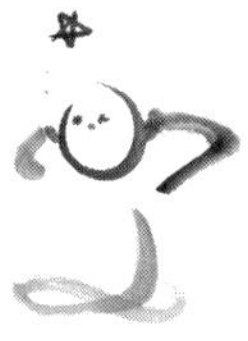

親指と人差し指で、
ギューッとしっかり耳をつまみ、
引っ張りながら、
しごくようにしてゆるめます。
上の方から、順々に、何箇所か。
特に硬さを感じる部分を、
しっかりつまんでゆるめておきます。

目の疲れを抜くのに、すぐできて便利。眠りが浅い時も耳が硬くなるので、眠りの質も変化し、深く眠りやすくなります。目の疲労が激しい時は、硬いところを見つけてギューッとつまむと、目に星が飛ぶぐらい痛い時があります。

生理中に強い刺激はよくないので、生理と重なっている時には、「目の温湿布」や「目のてあて」を。

目のてあて

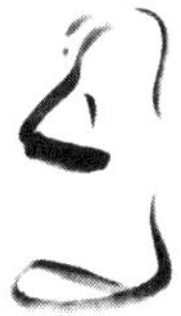

楽に座って、心地よくリラックス。
ゆっくり手のひらをなで、
手のひらの柔らかな感触を味わいます。
いちど膝の上に手をおいて、
手のひらが、そこから
目を照らしているようにイメージします。

ゆっくり、ふわっと軽く目を覆い、
手のひらの真ん中が、
黒目の位置に合わさるようにします。
少しだけ首が上を向いて、わずかに腰が反ります。
そのままゆっくり息をして、
手のひらの温かさが、
すーっと目の奥へ
染み込んでいくようにイメージします。

しばらくしたら、ゆっくり手をおろし、
静かに目を開いて終わります。

目が楽になると、大脳が休まり、深く深くリラックスしていきます。「目の温湿布」（一四七頁）と併用するのもとてもよく、温めてからてあてすると、さらにゆるみやすく、目も頭もスッキリします。

腕の力をできるだけ抜いて、楽な姿勢を探してください。腕が緊張すると頭も緊張しやすいので、無理して続けず、疲れを感じたら自然におろして、手のひらがあたっていた余韻を味わいます。頑張るというのは神経の過緊張を意味しますので、楽に自然にすることが大切です。

冬

気になる症状と大脳に関するケア

風邪　…自然に経過する

風邪は、自律的におこる心身の自己調整方法。

症状は多岐にわたりますが、熱が上がれば体は活性化して免疫も上がります。咳は呼吸器の調整運動、鼻水は生殖器の調整、下痢はお腹の大掃除です。喉が痛んだり、筋肉が痛む時は泌尿器系統、頭痛は神経系統の調整です。

こじらせたり長引くのはもちろんよくありませんが、自然に経過すると、そのあとは体がスッキリして、どこかバージョンアップしたような軽さと新しさが生まれます。

大切なのは、「無理せずリラックスする・冷やさない・暖かくする・水を飲む」。最も大切なのは「熱が下がって症状が落ち着いたタイミングにしっかり休む」ことです。

熱が上がって盛んに症状が出ている反応期は、体に勢いがあるので、気持ちよい範囲で動いているとむしろ楽になります。症状が治まると一度平温以下まで熱が下がり、それから平温に戻ります。この平熱以下の時期が休養期です。そこで無理をすると影響が大きく、体がせっかく整えてくれたのに、こじれたり、長引いたり、余病を作りやすいのです。

「熱が下がったら休む」のがとても大切です。子どもの学校や仕事は、必ずもう一日休みましょう。

「風邪かな?」と思ったら、まず足湯。自然な発汗と発熱が誘導されてスムーズに経過し、のどや鼻の症状も楽になります。骨盤がゆるんで左右差がそろうので、さっと力を出せるようになり、たいていの風邪は一晩で抜けていきます。
熱がなかなか上がらずに、低い熱が長く続いているのは、体力が足りないのです。生命力のセンター・後頭部に手をあてて、力を誘い出します。発熱・発汗の中枢は延髄、後頭部の真ん中あたりです。片手を後頭部、片手をお腹にあてて、しばらくポカンとしていると、自然に息が深くなって、すーっとお腹に息が入ってきます。そうしたら手を離します。暖かくして休んでいると熱が出てきます。
熱は上がり切れば必ず下がります。高熱がなかなか下がらない時は、鼻を暖かいタオルで温めてください。骨盤に気が下りて、すーっと熱が下がっていきます。

お腹に力がなく、特に下腹部が凹んでしまっているような時には、風邪でも大事にいたることがあるので、油断せず、凛と心を澄ませて、てあてを続けてください。

「てあて」は自然治癒力を活性化させる最良の方法です。

インフルエンザ

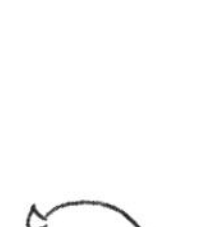

インフルエンザは「流行性の強い呼吸器系の風邪」ととらえて、基本的に風邪と同様のケアをします。風邪より長引くことが多く、三、四日かかりますが、長くても一週間ほどで自然に経過します。
鎖骨のくぼみのところに硬さがあると感染しやすく、症状が長引きやすいので、お湯をかけてしぼったタオルを小さくたたんで温めた後、てあてするとよいでしょう。
高い熱が出て症状が激しいということは、それだけ体も大きく変わるということです。しっかり養生して、呼吸器のしっかりした活動的な体を手に入れましょう。よほど体力が落ちていて、感染すると危険な方は別ですが、予防接種は必要ないし、またあくまでも予想なので外れることもあります。どうしてもしなければいけない時は、肝臓に影響が出ますので、肝臓のてあてをして、毒をしっかり排泄してください。

神経痛・リュウマチ

体のあちこちが痛む、関節の節々が痛む。そうした症状の多くは、「汗の内攻」（八二頁）や「水分不足」が関係しています。ですから、汗をよくかいて拭き取り、また秋から冬に水分を十分に取るだけで改善するものも多くあります。

神経は背骨から出ているので、背骨に気を通すように息をするのもよいでしょう。背骨で息をしているようなつもりで、ゆっくり息をします。

心臓病

寒い風を正面から受けると心臓が縮みやすいので、冷たい向かい風に気をつけます。

人前で上がってしまってドキドキする時は、手のひらの真ん中を押さえると静まっていきます。左の肘を温めると呼吸と脈が同時に落ち着いてきます。左足の小指も心臓の系統。小指を触って固いところがあれば、じっと押さえて、それからてあてをしておきます。痔の急処もここで、痔の出血は心臓の負担を軽減している面があるのです。

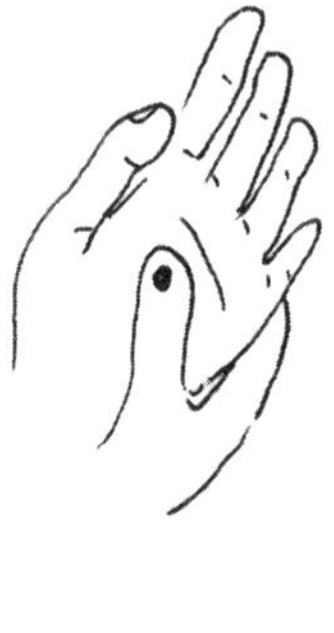

肩こりと目の疲れ

肩こりの原因は主に三つ。目や頭の使い過ぎ、腕の疲労、そして食べ過ぎです。

食べ過ぎている時は首の付け根のあたりが盛り上がっているのですぐわかります。食を減らすのと同時に、ぎゅっと肩を持ち上げてストンと落とす「肩のストン」（六頁）を。

食べ過ぎ・腕の疲れ、どちらも脇の下の後ろ側、水かきのようなところが分厚くなるので、ギューッとつまんで、ふっとゆるめます。厚みがあったのがその場で薄くなり、肩が楽になります。

四十肩や五十肩、乳腺系統の異常もまずここをつまんでください。女性に肩こりが多いのは、お乳の巡りが悪くなって腋下のリンパが張りやすいこともあるのです。

目や頭の疲れには、「首まわし」や「目のてあて」「目の温湿布」がとてもよく効きます。頭がゆるむと、すーっと肩が下がって、呼吸が急に楽になります。「耳もみ」も目がすーっとします。

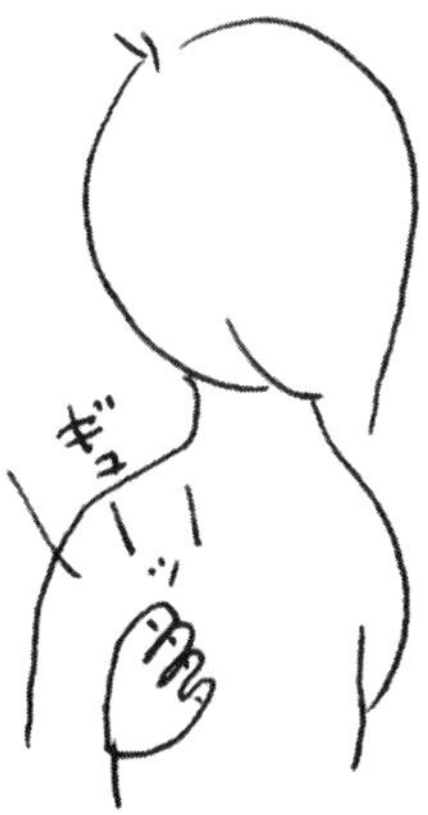

頭痛と大脳疲労

頭痛は、首の血行がよくなるとたいていい解消してしまいます。

上を向いて、ちょうど蝶番《ちょうつがい》のように頭が傾くところが大脳の血行の急処「脳活点」です。頸椎二番の左右の位置になります。頸椎一番は後ろに突起がないので、はじめに骨の出っ張りを感じるところが二番です。頭痛や大脳の疲労がある時は、指があたると気持ちよく感じるでしょう。

少し上を向いて、あごをゆるめ、脳活点にしばらく指をあてます。

ゆっくり手をおろして「首まわし」をします。ゆっくりまわしていると、さらにゆるんでいくのが感じられます。

片側だけがズキズキ痛む片頭痛は、ほとんど「汗の内攻」の影響です。首の汗を冷やしているので、首の中ほど後ろ側をお湯をかけて絞ったタオルで温め、てあてをします。

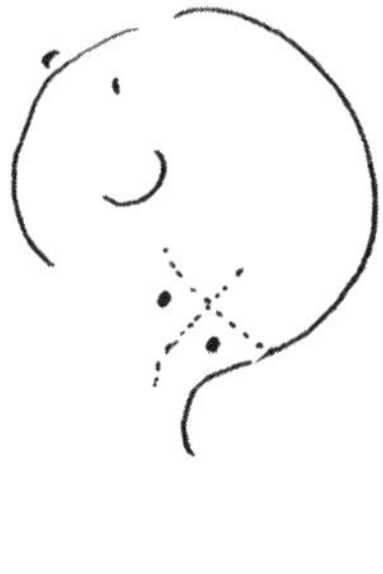

冬の心と暮らし

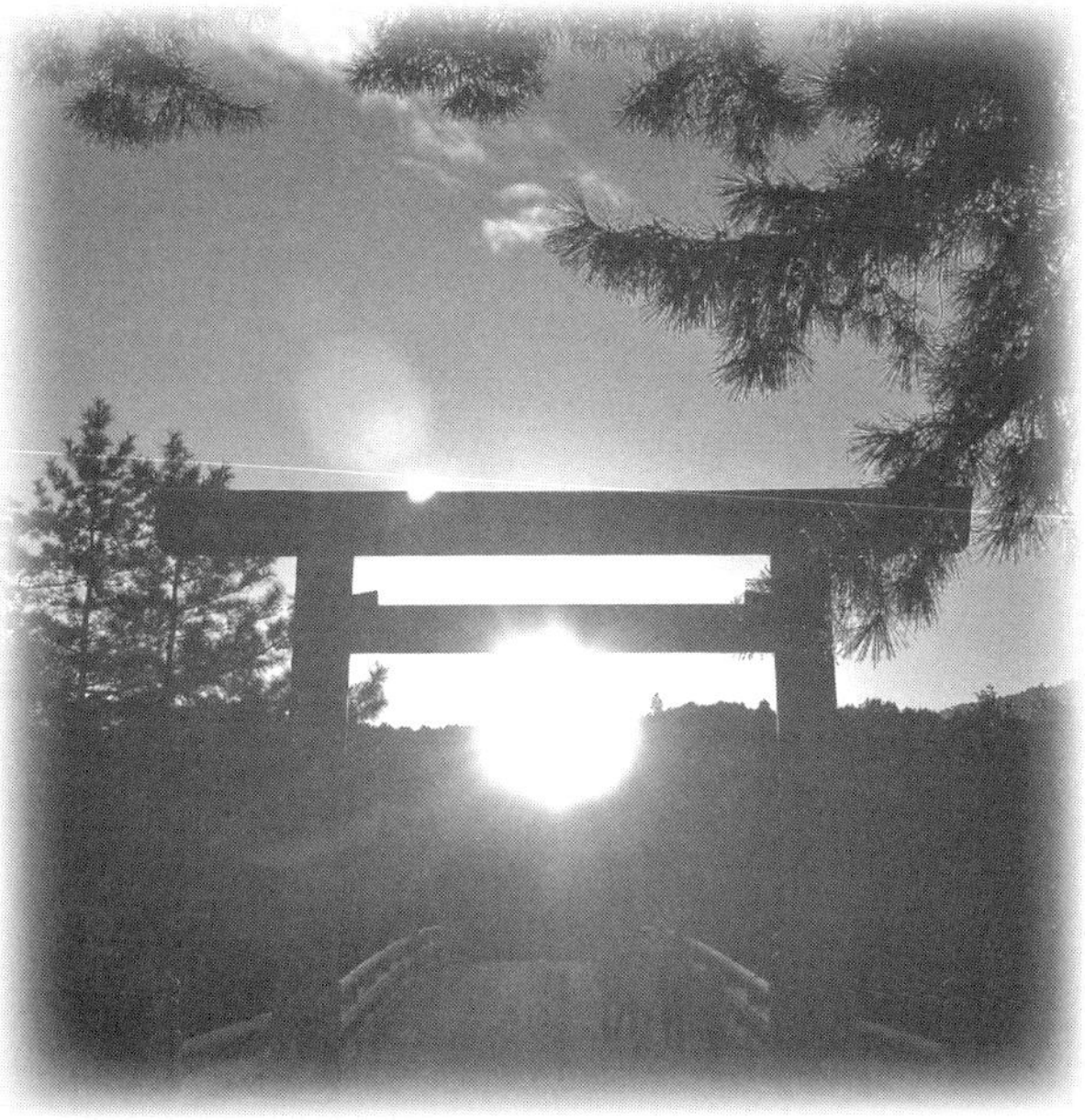

目の温湿布

寒くなって大脳活動が盛んになるのと、空気の乾燥が重なって、冬はとても目が疲れやすくなります。目を温めると大脳の緊張がほどけて、全身が楽になります。

疲れたな、と思ったら「目の温湿布」。現代は極端に目を酷使する状況があり、冬でなくても目や大脳の疲れが激しく、慢性的な疲労が溜まることも多いので、ゆるみはじめると、肩こりや腰痛、お腹の不調や生理痛、不眠、イライラ、喘息、皮膚のトラブルなど、いろんなことが好転していきます。

目の温湿布のコツ

厚手のハンドタオルを二つ折りにして、お湯をかけます。両端を乾いたまま残しておくと、絞る時に熱くありません。気持ちのよい温度に冷まして、横になって目にあてます。リラックスチェアもおすすめです。横になれない時は座ったまま少し上を向いて。

しばらくすると冷めてきますので、もう一度お湯をかけて絞り直し、目にあてます。8分ほど。

温めたあとに「目のてあて」（一四一頁）をすると、さらに深く目と頭がゆるみます。

アキレス腱という急処

アキレス腱も重要な神経系統の急処。イライラが続いたり、目を温めるだけではほっとできないような時は、暖かいタオルでアキレス腱を温めて、「アキレス腱のてあて」をしてください。アキレス腱がつかるぐらいのお湯で「深めの足湯」もいいです。

アキレス腱がゆるむと、ふーっと息が楽になり、ものすごくほっとして体が楽になります。誰かにてあてしてもらうと、とても気持ちよくて、すーっとそのまま眠ってしまうことも。

尾骨と脳

尾骨と脳は、背骨の両端ということもあり、密接な繋がりがあります。自分でコントロールすることが難しいようなイライラや不安、恐怖が、尾骨を温めると楽になります。いけないとわかっていることをついしてしまうような癖も変わります。

焼塩で尾骨を温めると、遠赤外線のようなじんわりした熱が骨の髄まで染み込んで、頭の中がまっ白になるような劇的なゆるみ方をします。神経的に過敏な症状がある方も試してみるとよいでしょう。呼吸が楽になり、眠りも深くなります。

尾骨の焼塩温法

厚手の和紙数枚と、しっかりした和紙封筒、古いタオル、粗塩を用意します。

フライパンに粗塩をコップ一杯程度広げて、弱火で時々かき混ぜながらじっくり温めます。熱くなると少しだけ色が付いてきます。和紙封筒に熱い塩を入れてこぼれないようにしっかり封をします。封筒でなく和紙に包んでしっかり封をしてもいいです。熱いので気をつけてください。

うつ伏せに横になって、尾骨のあたりにタオルを敷き、その上に和紙を重ね、熱い塩の入った封筒を載せます。

しばらくすると温度が下がってきますので、間の和紙を一枚ずつ減らして、温度を調整します。15分から20分ぐらい温かさが続きます。

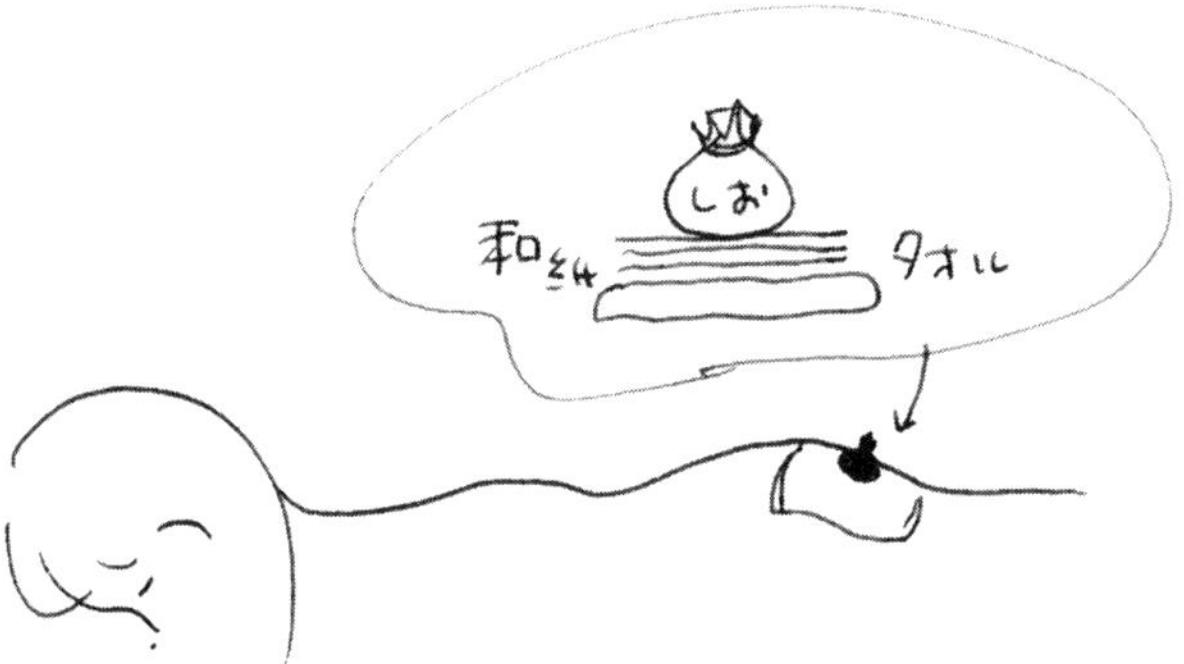

水を飲むと体が潤う

乾燥の季節なので、水がとてもおいしく感じます。手元にいつも水を置いて、こまめに、ちびちびと水を飲むようにしましょう。一度にたくさん飲むと、捨てる働きが強くなります。一週間ぐらい続けてはじめて、水が体に染み込んで潤ってくる感じがするので、この冬は長く続けてみてください。一度そのよさがわかると、あとは気をつけなくても自然に飲むようになります。

コツは、おいしく飲むこと。「ちびちび」というのは、上等なお酒を大切に大切に飲んでいる様子をそのまま写した表現で、一口含んだだけで満たされるような感覚があります。

体に合えばどんな水でもいいですが、飲んでおいしいと感じる水を飲み、おいしく飲む工夫もしましょう。気に入った小さなグラスを用意すると、飲むことが楽しみになります。朝起きた時、運動や入浴の後、暖房の入っている時など、発汗や乾燥で水が不足している時ほどおいしく感じます。

効果的な飲み方があります。

一口水をふくんで、ゆっくりお腹に下りていったら、そこから身体中に潤いが広がるイメージを持ちます。「霊飲」と呼ばれる飲み方で、体が潤うだけでなく、身体中が清々しい気で満たされるような感覚があり、とてもよいものです。

「冬に冷たい水」に抵抗があれば、まずは白湯やお汁から。そして「冷えの気功レシピ」(一一八頁)を。体が温もってきたら、水に慣れていきましょう。自然界では、冬場は冷たい水しかありません。それでも動物たちは、なんの不満もなく、たくましく生きています。

心の大掃除を

年末の大掃除シーズンに、心の中もお掃除を。周りの環境と心身はいつも響き合っているので、環境が美しくなると、私や家族も美しくなるのです。掃除は、心のセルフクリーニング。掃除をしていると、きれいになるにしたがって、心も晴れ晴れしてきます。掃除に没頭するのは、体を動かしながら心を磨いているのと同じ。頑張りすぎると逆効果なので、「今日はココ!」と決めて、よい道具を使い、ひとつひとつきれいにしていきましょう。

そして、体と心もひとつ。体を楽にして全身をくまなくゆるめていくと、心もスッキリします。心の大掃除のつもりで、体を徹底的に楽にする日を。

今日は心の大掃除と決めたら、朝から気持ちよい生活のリズムを心がけ、おいしい水を飲み、ほどよい量の滋味のあるものを食べ、ちょうどよい温度で入浴し、じっくり気功をして、眠くなったらふかふかの布団で眠る。そうして、気持ちよい自分のリズムを保って一日を過ごします。

気功は、「冬の気功とてあて」から、好きなものを。「心がおちつくやさしい気功」(四一頁)もとてもおすすめです。

清々しい心と体で、新しい年をお迎えください。

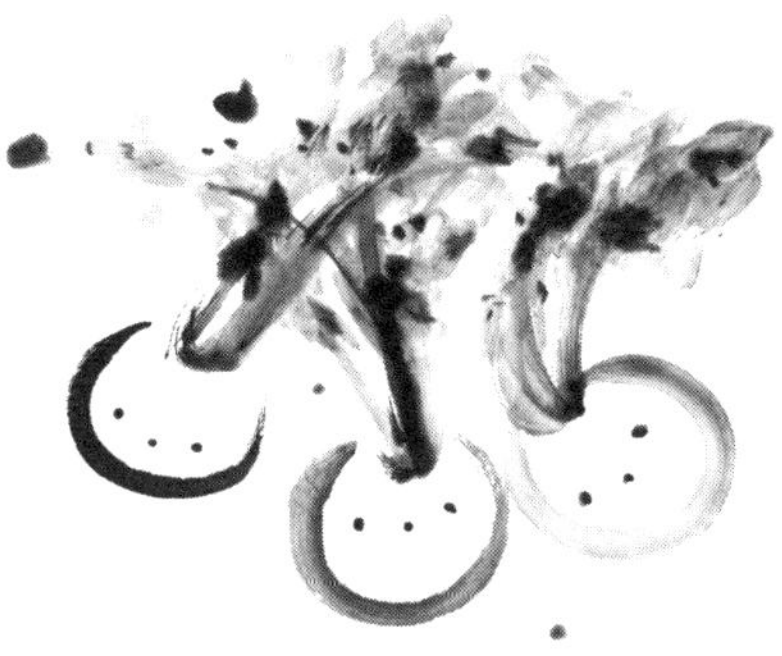

コラム

人生の冬

……晩年期、死期

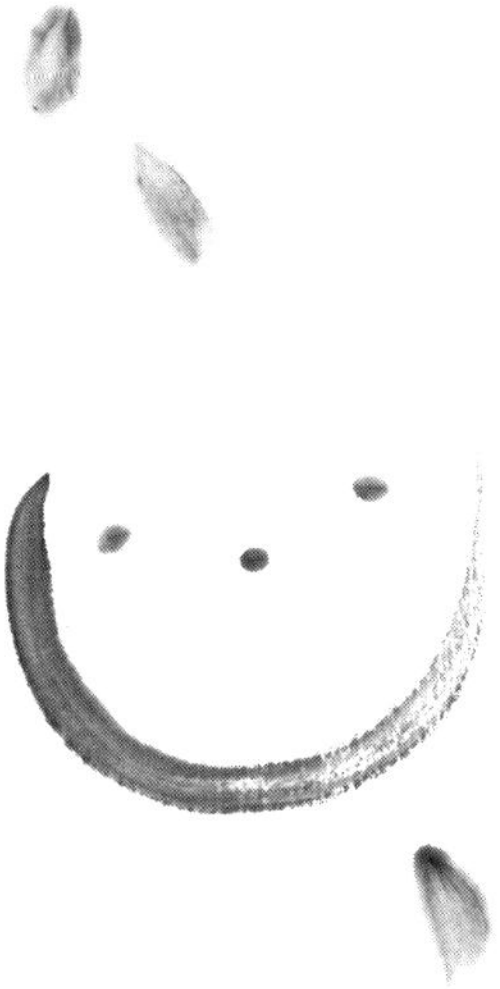

天然へ還る

冬は、魂の再生を願い、新しい生命の息吹を内に蓄える季節。人生における冬、晩年期もちょうどそれと同じく、一生を終えていくことを通じて、自然と再び溶け合いひとつになって、天然の息吹の中に還っていくための準備、充電の期間になります。また次の生へと歩みを進める大切なステップでもあります。

年齢が進むと、子どもに戻っていくような感覚があります。それは幼稚になるということではなく、魂の里帰りのようなものです。もともと何もないところから来て、何もないところへ還っていくのです。

子どもは天心ですが、大人の心には曇り空がたくさんあります。晩年期は、その曇っているものを晴らし、無邪気で素直な心に磨き直し、すーっと静かに深い息をして、聡明で遠くを見通し、慈愛に満ちた心を培っていく時期です。

ただ余生を楽しめばいい。なんとか生きていければそれでいいというのも一理あります。けれども、この体を持って生を楽しめる時間は限られていて、しかもそれが残りわずかであるとすれば、誰もが今、最善のことをしようと思うでしょう。心に磨きをかけて天然自然へと還っていくことが、最も幸せと近いところにあるのです。

全力で生ききる

死というものが身近になると、むしろ生は輝きを増します。晩年期ほど死は身近なので、今持っている力をすべて使い切るようなつもりで生活していくと、もちろん体の衰えや故障はあるけれど、どこか生き生きとした明るい感じで生命を全うすることができます。

死を忌み嫌うように隠すのは、死に対する恐怖が隠れているから。ですが、死も自然なものですから、生まれる時に何も考えていなかったのと同じく、恐れる必要はありません。

「自分がなくなる」とは、天真爛漫な子どもの心へ還り、赤ちゃんに還り、そして誕生以前の何もなかったところへ還っていくこと。夢中になって集中している時は自分という意識はありませんし、持っている力を十全に発揮しているので、布団に入るとすぐ眠ってしまいます。同様に、人生を全力で楽しみ、ストンと眠るような自然な死を空想するとよいでしょう。

静かで深い息

心がけるのは、静かで深い息です。どんなことをしていても、呼吸を乱さず、静かで深い息が続いていれば、生活の一つひとつが充実したものになります。晩年期における「全力」とは、この深く静かな息を保つこと。暮らしを自分の背丈で楽しみ、気功を続けることで、呼吸は自然に深くなり、静かな息が続いていくでしょう。その落ち着いた気配にふれると、周りの人も心地よくなるものです。

終章　そしてまた春が来る

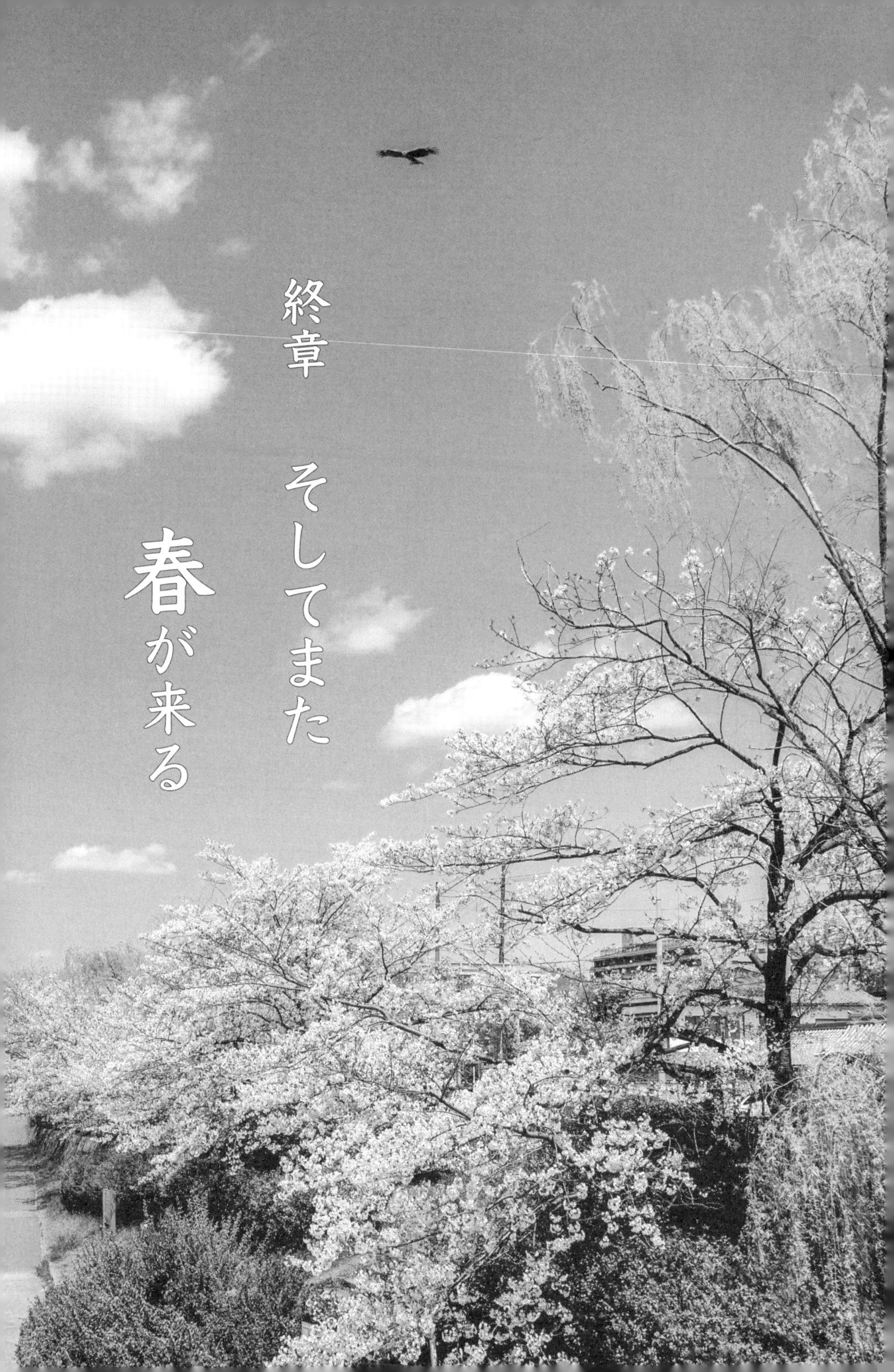

天然の健康法

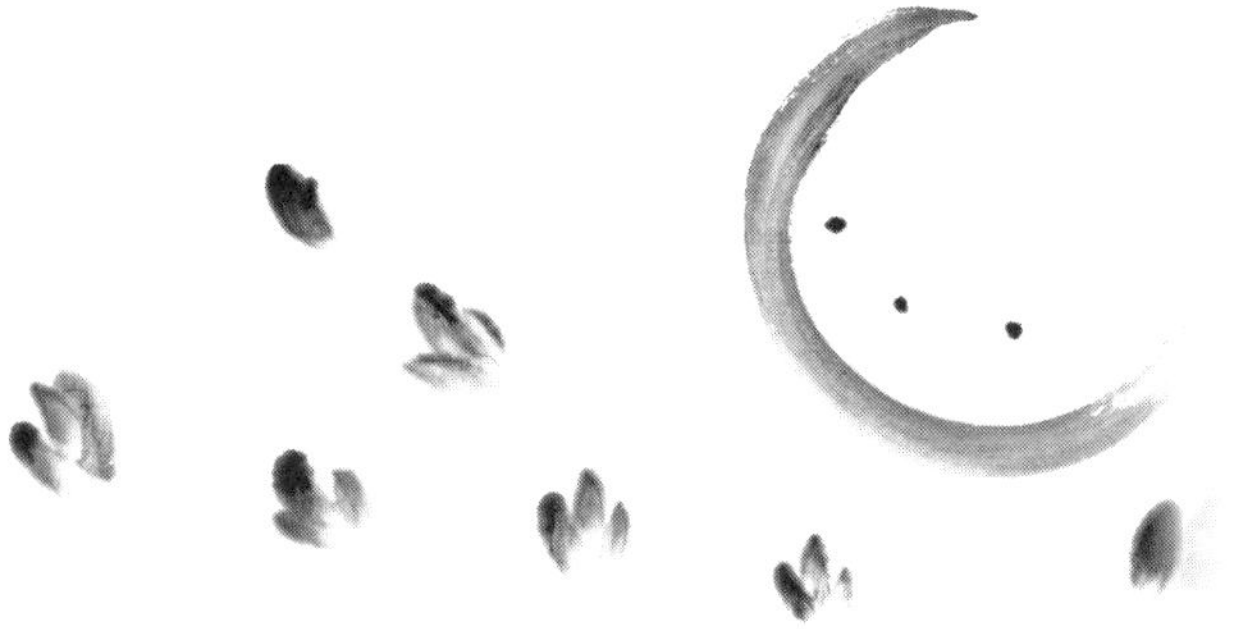

春の再来 …収穫の春

冬を過ぎ、新しい春がやってきます。この一年やってきたことが実を結び、心身ともに大きな成果が得られます。春は、健康と幸せの種まきの季節でもあるし、収穫の季節でもあるのです。

一年のうちで最も大きな心身の変化があり、最も幸福感を感じやすいのが春。花粉症など、昨年まで、春の症状が出ていた方は特に、大きな変化に気づかれるかもしれません。おそらくとても楽になっていて、「春っていい季節だな」と思われるでしょう。

季節ごとに、臓器を整え、心を磨き、生活を自然の変化に合わせて工夫する。そうして培ってきたものが春に集大成し、また四季を巡りながら、次の春にもう一つ大きく変わっていく。

四季の流れを、内臓の働き、心の動き、生活の三つの側面から、分かりやすくまとめておきましょう。

臓器を巡る

春……生殖器系
骨盤が開き、性が盛んになる。
子宮・卵巣の調整、妊娠出産の力をつける。
体の根本的な元気を養う。

初夏……消化器系
肝臓が活発に働き、排泄が盛んになる。
毒を出し、体をスッキリ爽やかに。
胸が開き、伸びやかな体になる。

夏……呼吸器系
呼吸と代謝が盛んになり、活動的に。
動く、休むのリズムが明瞭に。
気持ちいい汗をかき、ぐっすり眠る。

秋……泌尿器系
腎臓が活発に働く。
足腰の力を養い、腰のねじれを取る。
春に向けて、骨盤をスムーズに閉じていく。

冬……神経系
大脳が活発に働く。
目を休め、首を楽にする。
きゅっと縮む力が、春に骨盤を開く。

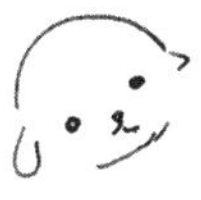

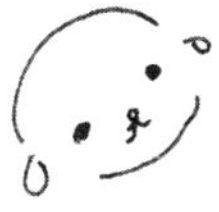

心を巡る

春　……夢を描く

一年の幸せをイメージし、心をときめかせる。
夢を描き味わうことは、今できる幸せ。
今感じている幸せが、幸せの種。
幸せの種を蒔き、実りを収穫する。

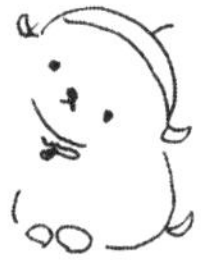

初夏　……希望を胸に

息をする気持ちよさが、希望を生む。
伸びやかに動いて、明るい空想を。
無意識の中に培われた漠然とした希望が、
健康で溌剌とした心身を育てる。

夏　……気を下ろす

活発に動いていると無心になる。
頭の気を下ろすと、体が働きやすくなる。
気持ちよく汗をかくと、心もサッパリ。
体の毒気が薄まると、心も晴れ晴れする。

秋　……感度が上がる

ほっとして、心の感度が上がる。
集中度が上がり、すっと一点に心が集まる。
つらかった思いや感情が、立ち現れては
癒され、心が強くしなやかになっていく。

冬　……心の大掃除

この一年を振り返って、
よかったことも、よくなかったことも、
分け隔てなく、すべて洗い流していく。
清々しい心で新しい年を迎える。

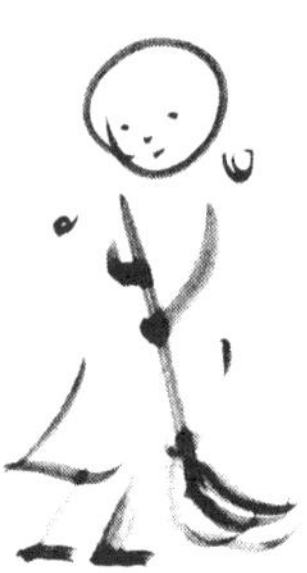

季節にそった暮らし

春　……ときめく暮らし
新しいことのスタート。
好きなことに夢中になる。
散歩を楽しむ。
あくびして、よく笑う。
にっこり微笑む。

初夏　……のびやかな暮らし
森へ山へ、自然を楽しむ。
食を慎み、野菜を多く。
古い打撲の痕が出てきて、抜けていく。

夏　……爽やかな暮らし
よく動いて、しっかり休む。
気持ちよく汗をかき、しっかり汗をふく。
汗の内攻に注意。
汗を冷やしたら、温めて出す。

秋　……美しい暮らし
美しいものに積極的にふれる。
おいしいものを食べる。
汁ものを多くする。
冷えたら温める。
毎日が瞑想。

冬　……凛とした暮らし
すっと気を集めて、一つのことを。
乾燥の時期。ちびちびと水を飲み、
体の内から潤いを。

季節が気功

この本にまとめたのは、季節ごとに適した体の使い方、心の働かせ方、生活の仕方を知り、なるべく自然に逆らわず、自然界の大きな変化に即して体を適応させる、そのための心得です。何をしたら体にいいかという、いわゆるhow toではありません。

気功は、体の内にある自然の働きを目覚めさせ、活性化させる方法ですが、その意味では、四季が巡ること自体が、すばらしい天然の気功です。特別な健康法を頑張って続けるより、季節の変化を感じながら自然に過ごしている方が、体は大きく、そして的確に変わっていきます。

自然というのは、一つの欠けもなく整っている働きです。だから人為的にあれこれ考えて一生懸命に工夫するより、自然に任せる方がうまく運んでいくことが多いのです。ですが、自然に任せるつもりで自己流になり、変化を感じるより前に既成の概念や思い込みで感覚を閉じてしまうことがあります。天然の働きの中に還るためのナビゲーションは必要でしょう。

自分で感じる

本書は、自然の中を自由に歩くための道案内です。各季節の大まかな特徴や、夏場の汗、冬の乾燥など注意すべきことを知ったら、純粋に各季節の雰囲気を味わいながら生活し、気功を楽しんでみてください。

学んだことを鵜呑みにするのではなく、体で感じながらなるほどと理解していくと、しっかり自分のものになるし、人にもそのよさを伝えていけるようになります。

やさしいことばかりですので、すぐに教えてあげることができますが、実感がともなわないと伝わらないものです。まず私が元気になって、その気持ちよさを広げていくつもりで続けていくと、本当によくて自然なことは、自ずと伝わっていくでしょう。

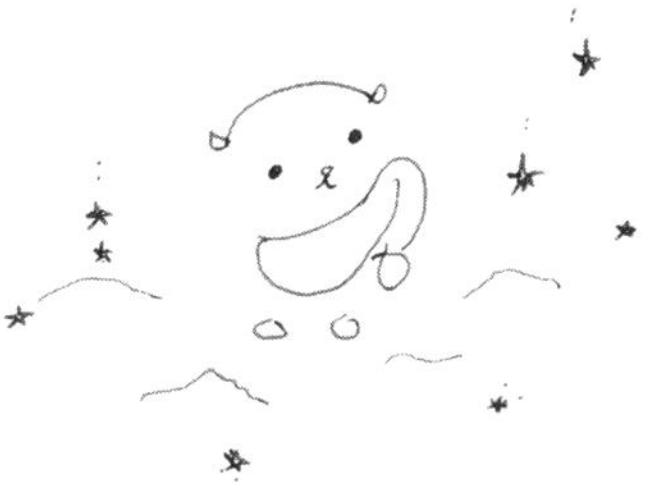

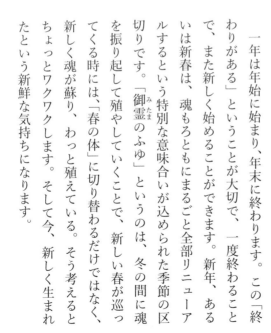

死と再生

一年という区切り、一生という区切り

一年は年始に始まり、年末に終わります。この「終わりがある」ということが大切で、一度終わることで、また新しく始めることができます。新年、あるいは新春は、魂もろともにまるごと全部リニューアルするという特別な意味合いが込められた季節の区切りです。「御霊《みたま》のふゆ」というのは、冬の間に魂を振り起して殖やしていくことで、新しい春が巡ってくる時には、「春の体」に切り替わるだけではなく、新しく魂が蘇り、わっと殖えている。そう考えるとちょっとワクワクします。そして今、新しく生まれたという新鮮な気持ちになります。

長く生きていると、だんだんに知識や経験が増え、古い記憶の中に自分をはめ込んでしまいがちです。それが年が改まることで、また新しく始めよう、新しく生きていこうという意欲が生じて、生きる活力を増やしていけるのです。

　年末に神社で行われる「大祓《おおはらい》」も同様で、罪も汚れもすべて水に流して、なくなってしまって、何もないゼロから再スタートするための祈りです。

　四季がある日本では、特に春を迎える前の一年の区切りはとてもわかりやすく、また体が大きく変わるタイミングなので、新年や節分のお祭りは、各地でずっと盛大に行われています。

　その一年の区切りをさらに大きくしたのが、一生の区切りです。これで一度人生が終わる、死という変わり目があることで、新しい生に向かって魂を震わせ、大いなる自然の懐へ、その輝きの中へ還っていくことができます。

始まりのきらめき

　人生のスタートには、特別なきらめきがあります。生まれた時の記憶、あるいは誕生以前の記憶はほとんど忘れてしまっていますが、たっぷりの愛にくるまれ、祝福を受け、自らの魂もキラキラ輝いていたことは体の奥底にずっと刻まれていて、気づいていなくても生きている瞬間瞬間をずっと照らしています。そして、死を迎える時にも、その輝きが増します。

一年を輪廻転生する

　仏教では、人間は輪廻《りんね》すると言われます。死んだら終わりではなく、死んでから四十九日間がバルドゥという中有（中陰）の期間。その間に魂の修行をして、次の生命へと生まれ変わる。七日ごとに七回の修行プログラムがあって、その第一週のまとめが初七日、全部終えて次の生へと旅立つのが、満中陰です。

心に迷いが残っているから輪廻し、悟りが成就すれば輪廻から離れて解脱する。そうしていくつもの生を重ねながら、心の修行を進め悟りに至ろうとする流れは、一年という季節を巡りながら、体を入れ替え、心を磨き、健やかで幸せな暮らしへとバージョンアップしていくことと、とても似ています。

私たちは四季の流れにそって一年一年を輪廻転生しながら、毎年生まれ変わり、新しい体、新しい心、新しい魂を持って、この世での新鮮な生を満喫しているのでしょう。そう考えると、年齢を重ねること、あるいは老いと死ということにも別の視点が生まれ、老いや死を冷静に見つめることで、より生が充実してくるでしょう。

日は巡り、月は巡り、季節は巡り、一年一年が巡り、
一生が巡っていく。死と再生の繰り返しの中で私たちの生命は、よりはっきり息づいていくのです。

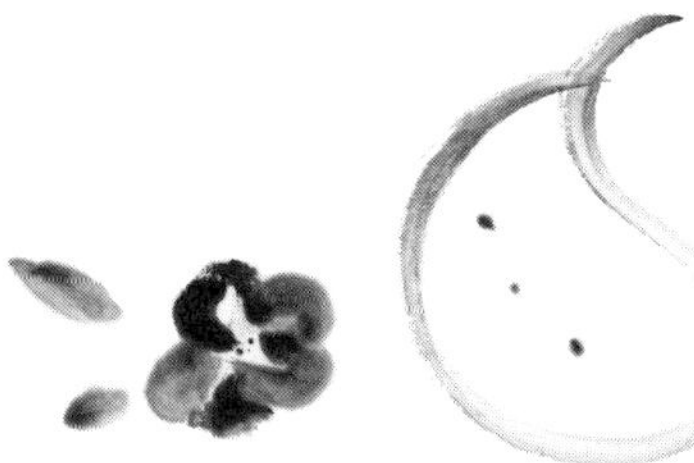

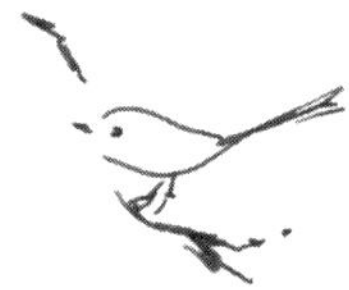

むすびに

雲ひとつない青空が広がり、水面が風にゆれています。二〇二〇年のお正月を迎え、初講座を終えて、紅茶を飲みながら一息ついています。

新春講座の楽しみは、去年と同じようでいて、そこに新しい風が吹いていることです。年間クラスの「気功の学校」では、年末に一年間学んできたことを一度手放し、まっさらな気持ちで参加してもらっています。そして新入学の方には、今までの学びや体験は一度かたわらに置いて、小学一年生のような気持ちで参加してください、とお願いしています。

この学びのスタイルは、「本当に大切なことを受け取るためには、小学生がいっしょに交流するように学びなさい」という恩師・劉漢文先生から受け継いだものですが、一年を終えて新しい年を迎える時期に心がさっと切り替わり、とても大きな収穫があります。同じことを長く続けて内容もどんどんシンプルになっているはずなのに、年々内容が深まり、受講生も教えている私も新しい気づきや発見があり、講座から受け取るものが次々にふくらんでいます。

体や心のことは、奥が深く神秘に満ちています。「気功って何かな」「健康にいいの？」「毎年やってくるこの症状をなんとかしたい」……。そうしたシンプルな興味や疑問から学び始めるのは自然なことですが、「あっ、それ知ってる」と、わかったつもりで通り過ぎたり、簡単に学びに終止符を打ってしまうのは、とてももったいない気がします。

この本は、朝日カルチャーセンター京都で開講している「季節の気功」から生まれました。河原町三条という街中のビルですが、八階の教室からは東山を見渡すことができ、移り変わる季節を身近に感じながら講座を開いています。このクラスを続けていて、「ものの見方や考え方が自然になると、心身が自然に近づく」ということを強く感じます。

現代には多くの健康法や治療法があり、またそれ以上に、こうすればいいという膨大な情報があふれて、あれがいい、いやこれがいいと右往左往しているように見えます。けれども、月がそこに悠然と輝くように、私たちの心と体も、流行などには左右されず、そのままにあるはずです。

季節の移り変わりと呼応して、私たちの体も変化しています。その季節ごとの心身の変化を知り、なるべくシンプルかつ自然な方法で体の変化を手助けする。その必要最低限の、誰もが知っておきたいことが、この一冊にまとまりました。

簡単そうで本当に効くのかなと思うようなものが、意外に効果を発揮してくれます。簡単だから無心にできて、ポカンとすると体の力が働きだすからです。何かあった時、心身がつらい時、不調を感じた時、「あぁそうだった！」と、思い出してこの本を開いてみてください。あらゆる症状に対して、何らかの解決のヒントが光っているはずです。

挿絵は、パートナー、影の編集者かつ共著者でもある吉田純子さんに描いてもらいました。編集者の豊嶋悠吾さんには、京都・北白川の気功協会事務所まで足を運んでいただき、トントンとよいペースで本が仕上がっていきました。この本を作るのに関わったすべての方に深く感謝いたします。そして、今この本を手にしているあなたのまわりで、自然で心地よい毎日が巡っていることを祈って、むすびといたします。

二〇二〇年　新春　著者

参考文献
野口晴哉『体運動の構造』1・2　全生社
長谷川淨潤『東洋医学セルフケア365日』筑摩書房
天野泰司『気功入門　からだの自然が目を覚ます』春秋社
天野泰司『治る力　病の波を乗りこなす』春秋社
天野泰司『生まれて育つ いのちの気功　幸せなお産と子育てのために』春秋社
天野泰司『子どもの幸せのために ほんとうに大切なこと』PHP研究所
天野泰司『気功の学校　自然な体がよみがえる』筑摩書房
天野泰司『はじめての気功　楽になるレッスン』筑摩書房

著者連絡先

NPO法人　気功協会
京都市左京区北白川伊織町三四－三
……2020年夏以降は左記へ移転
京都市左京区北白川蔦町一八－二
Web Site　気功のひろば
https://npo-kikou.com

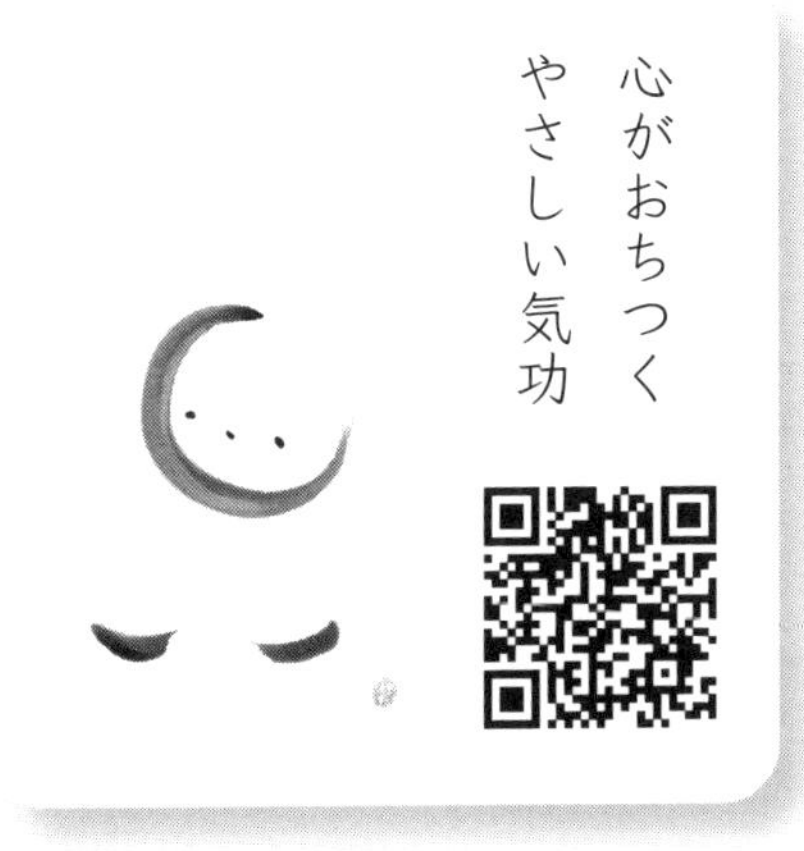
心がおちつく
やさしい気功

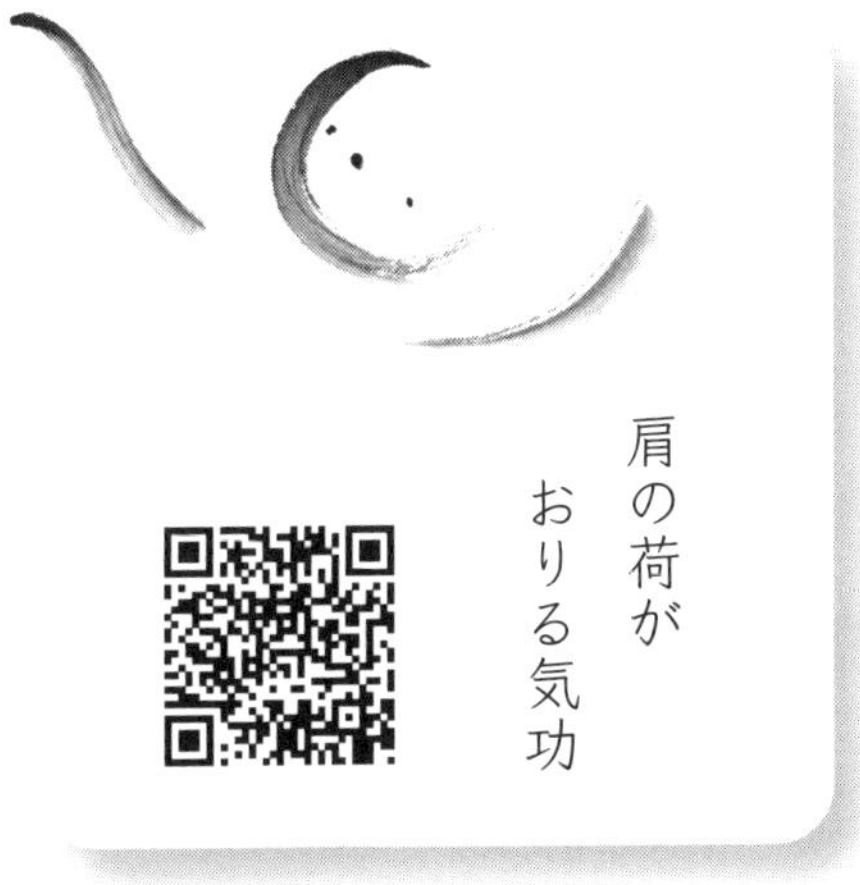
肩の荷が
おりる気功

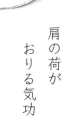

●著者紹介

天野泰司（あまの　やすし）

NPO 法人気功協会運営責任者、京都造形芸術大学非常勤講師。京都大学農学部卒、京都北白川在住。大学時代より生命科学に興味を持ち、気功や東洋医学、心身技法を幅広く研鑽。2000 年に気功協会を設立。「やさしくて、自然で、心身が元気になることは全部が気功」と再定義し、自然法則にそってすっきり整理整頓。深い内容をやさしく伝え、シンプルな気功ですっと心身がゆるみ整う授業には定評がある。

季節をめぐる気功　この一年で身体が変わる

2020 年 2 月 20 日　第 1 刷発行

著　者　天野泰司
発行者　神田　明
発行所　株式会社春秋社
〒 101-0021　東京都千代田区外神田 2-18-6
電話　03-3255-9611（営業）　03-3255-9614（編集）
https://www.shunjusha.co.jp/　振替　00180-6-24861
装　幀　河村　誠
挿　絵　吉田純子
印刷所　萩原印刷株式会社

ISBN 978-4-393-71415-7
定価はカバーに表示してあります

天野泰司
からだの自然が目を覚ます気功入門
ゆるむ、感じる、自然に動く。三つのプロセスに沿って、覚えるやり方もシンプルでごくわずか。これ以上ない深さと簡単さで、読んだそばから動きたくなる、効果絶大の入門書！　１５００円

松栄　勲
すごい体操「ＶＩＭ」
——痛み・不調がなくなるマツエ式㊙メソッド
一流プロ選手も絶賛する門外不出のメソッド。「痛くない側を動かすだけ」の、自分ひとりでできるごくシンプルな方法で痛みに効く「ＶＩＭ体操」を初公開。　１５００円

野口晴胤
平均化訓練
野口晴哉の整体法を受け継ぐ、身体訓練法「平均化訓練」とはどのようなものか。全身を連動させ、心と身体の十全な健康を実現する、驚異の実践とその哲学を初めて公開。　１５００円

中村考宏
指先から身体を整える
筋力も体力も関係ない。末端の感覚を高めれば身体は甦る。身体各部の骨格ポジションを整え、本来の身体機能を取り戻し、回復力の高い身体を手に入れる方法。　１６００円

山口　創
皮膚感覚から生まれる幸福
——心身が目覚めるタッチの力
「露出した脳」などともいわれる皮膚。タッチングは心身を癒し、幸福感をもたらす。身体心理学に基づき「触れること」の可能性に迫るとともに幸福とは何かを考える。　１８００円